KB267329

현대 가정의학 시리즈 ⑦

온 가족이 다함께 건강한 한 평생을!!

요통치료법

완벽한 사진해설

현대건강연구회 편

太乙出版社

머 리 말

요통이 옛날에는 노인들이나 중노동에 종사하는 사람들에게 많았던 것인데, 최근에는 그다지 몸을 움직이지 않는 화이트칼라나 젊은 사람 사이에도 많이 늘어나고 있다. 그것은 운동 부족 때문에 근력이 저하되고, 척추뼈가 약해지기 때문이 아닐까? 어린아이들의 체위는 향상되었지만 체력은 약해지고, 골절이 많아졌다고 하는 보도도 이러한 것을 말해주고 있다. 이 어린아이들이 30대, 40대가 되었을 때 허리의 상태는 어떻게 될까. 병원의 정형외과가 요통 환자로 붐비는 일이 없기를 바라마지 않는다.

요통이 가벼운 경우는 가정요법으로 치료할 수 있고 재발도 막을 수가 있다.

그렇게 하기 위해서는 먼저 요통에 대한 올바른 지식을 가지고 고치는 법을 똑바로 기억하지 않으면 안된다. 그런데 일반인에게 있어서는 글만으로는 잘 이해되기 어려운 부분이 많을 것이다.

그래서 이 책에서는 가정에서도 할 수 있는 치료의 여러가지 방법을 눈으로 보면서 알 수 있도록 사진과 일러스트를 중심으로 전개해 나갔다. 어떻게 하면 치료될 수 있는가, 고치는 법을 확실히 알 수 있도록 가정 치료법에 페이지의 반절 이상을 할애했고, 중요한 골자를 빠뜨리지 않도록 배려하고 있다. '요통의 지식'은 책 맨 마지막에 실었다.

단지, 여기에서 소개하는 방법은 고통이 심하지 않고, 아픔이 점차 가벼워지고 있는 경우에 한해서이다. 격심한 고통이나 고통이 나날이 심해져 갈 때는 반드시 정형외과에서 진료를 받도록 한다.

　발열, 구토, 혈뇨, 복통 등 요통만이 아니라 다른 증상을 수반할 때에도 곧바로 의사의 진찰이 필요하다.

　또, 정형외과에서 치료를 받고 있는 정도에서 좋아지고 있는 상태라면 가정에서의 치료로써 여기에서 소개하고 있는 방법을 이용할 수도 있다. 그때는 물론 담당의사와 상담해서 허가를 얻도록 해준다.

　이전에 요통을 앓은 적이 있다, 또는 때때로 요통이 발생한다, 심하지는 않지만 만성적인 요통 상태가 된다는 등, 소위 요통을 가지고 있는 사람도 활용할 수 있다.

　이 책에서 소개하고 있는 방법 가운데 차갑게 한다든지, 데운다든지 하는 치료법은 급성기에도 가능하지만, 지압과 마사지 등의 방법은 요통이 조금 가벼워지고 나서부터 하도록 한다.

　어떤 방법을 선택하느냐는 스스로 시험해서 기분좋게 느껴지는 것 중 어느 것을 선택하도록 한다. 시험해 보아서 기분이 나빠지게 된다면 그 방법은 맞지 않는 것일 것이다. 그러므로 곧 중지하기 바란다.

　또, 이 책에서는 요통 체조를 두 가지로 나누어 소개하고 있다. 두 가지 모두 예방이나 치료에 쓰일 수 있지만 전반부에는 그다지 근육을 요하지 않는 가벼운 체조를 준비해 두었다. 근육에 자신이 없는 사람은 전반의 체조부터 시도해 보아서 괜찮다면 후반부의 체조를 시작하도록 하는 것이 좋을 것이다. 체조는 매일같이 하는 것이 제1규칙이다.

　이 책이 요통으로 고민하는 분들에게 조금의 도움이 된다면 다행이겠다.

편자 씀

차례 *

누구나 쉽게 이용할 수 있는 요통의 치료방법

* 차례

차례 *

요통을 말끔히 없애기 위한 이론편

✳ 차례

누구나 쉽게 이용할 수 있는
요통의 치료법

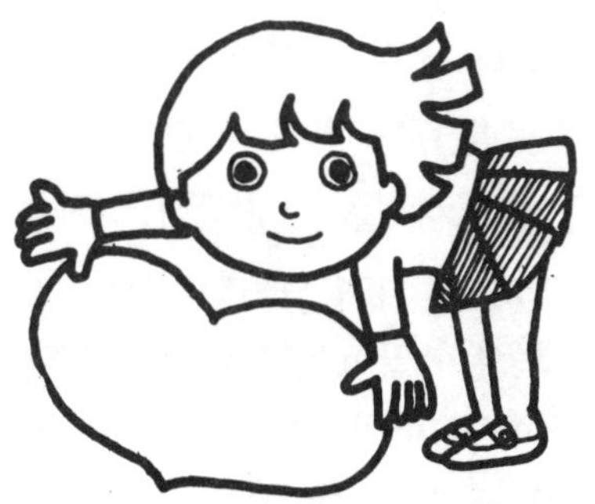

① 차게 해서 치료한다

냉찜질로
(얼음주머니를 사용해서)

근육에 통증이 있거나 딱딱해질 때에는 그 부분을 얼음으로 차게 하면 기분이 좋아질 뿐만 아니라 통증도 조금 덜해진다. 냉 자극이 효과를 내는 것은 다음과 같은 이유가 있기 때문이다.

'아프다'는 감각이나 '차다', '뜨겁다'라는 감각은 모두 몸의 말단에서 자극되어 신경에 의해서 뇌로 전달된다. 아픈 곳에 냉 자극을 주면 아픔을 전달하는 신경과 차가움을 전달하는 신경이 그 작용을 서로 맞추게 된다. 그 결과 고통이 덜해진다고 하는 것이 첫번째 이유이다.

또 한가지 이유는 냉 자극의 2차적 반응으로서 혈액순환이 촉진된다는 점이다. 고통이 있는 근육은 대개 혈액의 흐름이 나빠져 있는 것이다. 그곳을 차게 하면 물론 일단은 온도가 내려간다. 그런데, 우리들 몸은 항상 항상성을 보존한다고 하는 생리적인 작용이 있기 때문에 온도가 낮아진 조직에 혈액이 모여, 반대로 앞서 보다도 온도가 높아진다고 하는 현상이 일어나게 되는 것이다.

단, 너무 차게 하면 오히려 혈액순환이 나빠져 버린다. 때때로 얼음을 떼면서 차게 하도록 한다. 또 때로는 차가워지면 기분이 나빠지는 경우도 있으니까 그런 때에는 중지한다.

냉찜질 방법

① 비닐봉지에 냉장고의 얼음(또는 다이아 아이스)을 3~4개 넣고 온도를 내리기 위해 소금을 한 웅큼 더한다. 거즈로 싸도 상관없지만 비닐봉지 쪽이 빨리 차가워지고, 녹은 얼음 물이 흘러나오지 않으므로 편리하다.

② 요통이 만성화된 경우에는 제5요추와 선골의 사이(등의 중앙을 중심으로 해서 허리선에서 4cm 아래로 내려간 부분을 상단으로 한 세로 2cm, 가로 4cm의 구역)와 양 골반 위(등의 중앙에서부터 5cm 좌우로 펼친 부분을 중심으로 해서 허리선을 위 끝으로 한 직경 4cm의 원형 구역)에 나타나기 쉽다. 이들 구역 가운데서도 가장 강하게 아픈 곳에 얼음을 대는데, 이 구역 이외에 아픔이 있는 경우는 그 부분에도 얼음을 댄다.

③ 먼저 아픈 부위의 한가운데에 얼음 주머니를 대고 천천히 힘을 가해서 약 10초가 경과한 뒤 뗀다.

④ 5초 정도 쉬고 또다시 얼음을 댄다.

이상을 피부가 빨개질 때까지 계속하고 다음 구역으로 옮겨간다. 3개의 존을 순서대로 3~5회 돌고 나면 마른 타올로 피부를 잘 닦아내고 가볍게 문질러 둔다.

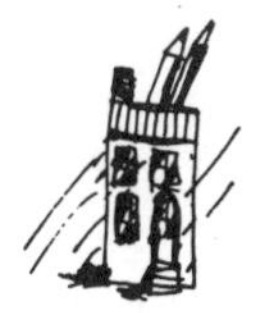

끝나면 통증이 있는 장소를 차갑게 내버려두지 않도록 신경을 쓴다.

냉찜질 방법

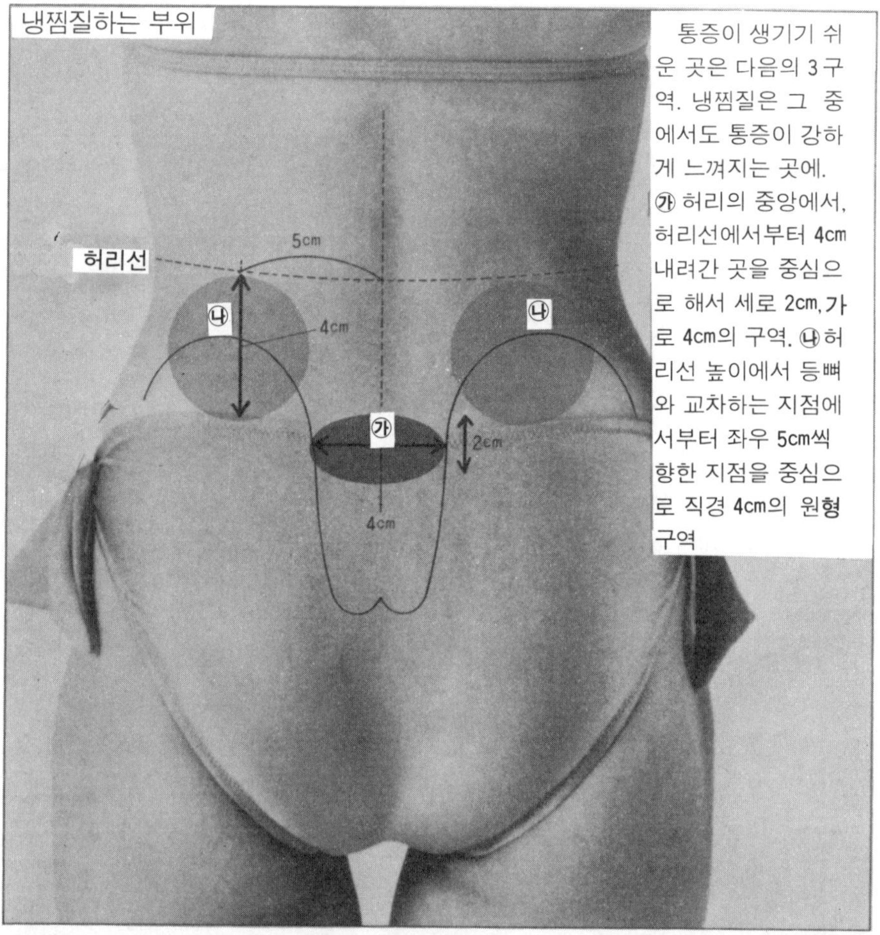

통증이 생기기 쉬운 곳은 다음의 3구역. 냉찜질은 그 중에서도 통증이 강하게 느껴지는 곳에. ㉮ 허리의 중앙에서, 허리선에서부터 4cm 내려간 곳을 중심으로 해서 세로 2cm, 가로 4cm의 구역. ㉯ 허리선 높이에서 등뼈와 교차하는 지점에서부터 좌우 5cm씩 향한 지점을 중심으로 직경 4cm의 원형 구역

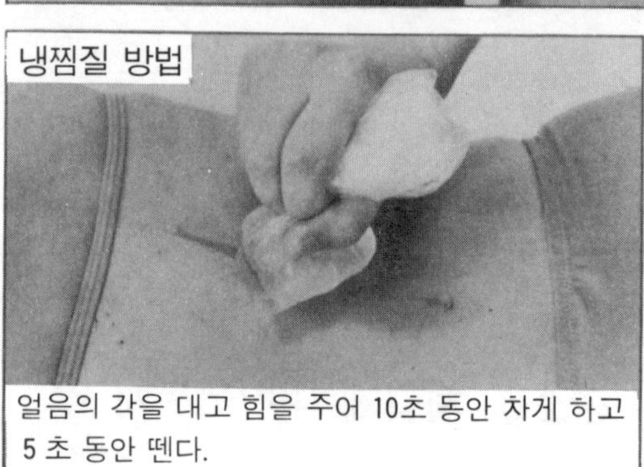

얼음의 각을 대고 힘을 주어 10초 동안 차게 하고 5 초 동안 뗀다.

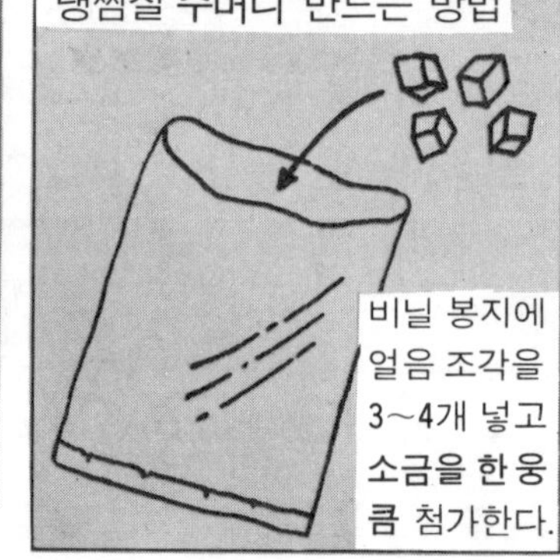

비닐 봉지에 얼음 조각을 3~4개 넣고 소금을 한웅큼 첨가한다.

② 차게 해서 치료한다

아이스 마사지로

냉찜질 뿐만 아니라 얼음을 사용한 아이스 마사지에도 같은 식으로 통증을 부드럽게 하는 작용이 있다.

통증이 비교적 좁은 장소에 국한되어 있을 때에는 냉찜질을, 통증이 넓은 범위에 나타날 때는 아이스 마사지를 이라는 식으로 두 가지 방법을 적절히 사용하도록 한다.

단, 허리 전체에 통증이 퍼져 있을 경우에는 허리를 움직였을 때 가장 소모가 심한 척추기립근(脊椎起立筋)과 요방형근(腰方形筋)에 통증이 강하게 나타나기 때문에 그 부분을 중심으로 차갑게 하면 보다 효과적이다.

척추기립근은 척추 양쪽을 손으로 만져가다 보면 척추에 연해서 세로로 올라와 있는 부분이 있는 것을 알 수 있으므로 간단하게 장소를 확인할 수가 있다.

요방형근은 허리 안쪽에 있는 것으로 직접 손으로 확인할 수는 없지만, 가장 안쪽의 조골(助骨)에서 허리의 좌우로 산과 같은 모양으로 되어 있는 양 골반의 언덕 경사진 안쪽으로 비스듬하게 뻗어 있다.

아이스 마사지 방법

① 아이스 마사지를 받는 사람은 엎드려 눕는다.

② 비닐 봉지에 잘게 부순 얼음과 소금을 한 줌 넣고, 먼저 등 중앙에서부터 좌우(左右) 3cm씩 가서 허리선의 상하 각각 손바닥 폭의 길이를 3cm 폭(그림에 나타낸 ㉮의 곳)에서 가볍게 힘을 넣어 문지른다. 좌우 어느 쪽이든 상관없고, 위에서 시작하든 아래쪽에서부터 시작하든 괜찮다.

③ 한쪽 구역을 얼음으로 문질러서 피부가 빨개지면 또 다른 쪽으로 옮겨가서 다음은 ㉮의 구역 바깥쪽의 중심부에서 ㉮의 아래쪽과 같은 위치까지 경사져서 바깥쪽으로 내려간 삼각 구역(저변은 손바닥 폭 반의 길이)을 문지른다.

피부가 빨개지면 또 한쪽으로 옮겨가는 것은 마찬가지이다.

④ 각각의 구역을 그대로 차게 했다면 맨처음의 구역으로 되돌아간다. 이상을 전부 해서 3~5회 반복해 준다. 또한 좌우 어느 쪽인가 더 심하게 아프면 아픈 쪽을 더 차갑게 한다.

⑤ 젖은 채로 버려두면 2차 반응에 의한 피부 온도의 상승을 기대할 수 없다.

아이스 마사지가 끝나면 물기를 닦아내고 가볍게 마사지해 두도록 한다. 또 허리가 차가워지지 않도록 신경을 쓰는 것은 더 말할 나위도 없다.

또한 얼음 이외에도 소형 소프트 아이스논을 냉장고에서 차게 해서 그것을 물로 녹여 거즈로 싸서 같은 식으로 사용해도 상관없다.

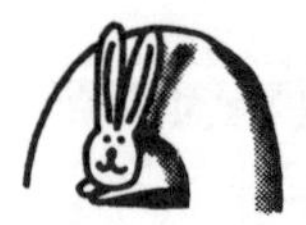

허리 전체에 통증이 퍼져 있을 때 특히 유효.

아이스 마사지 방법

아이스 마사지를 하는 구역
3cm 3cm 3cm 3cm
허리선
㉮
㉮
㉯
㉯
이하의 구역에
㉮ 요추의 양쪽을 상하로 달리는 불룩 올라간 근육(폭 약 3cm)을 허리선의 위·아래 각각 **손의 폭만큼**
㉯ ㉮의 바깥쪽, 거의 허리선의 높이에서 경사져 내려온 근육을 ㉮의 아래 끝의 높이까지 (손바닥 반의 폭).

얼음 대는 방법

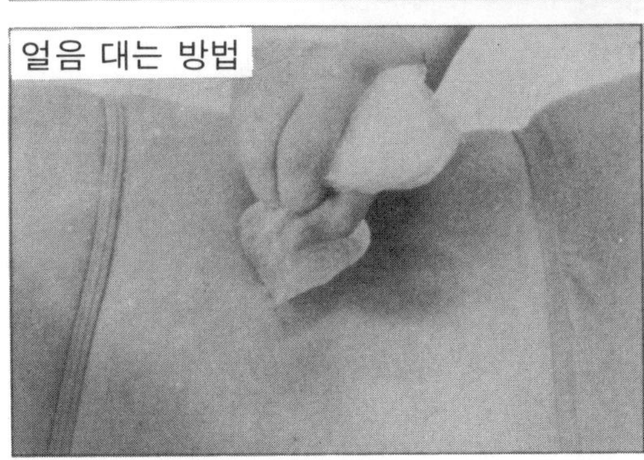

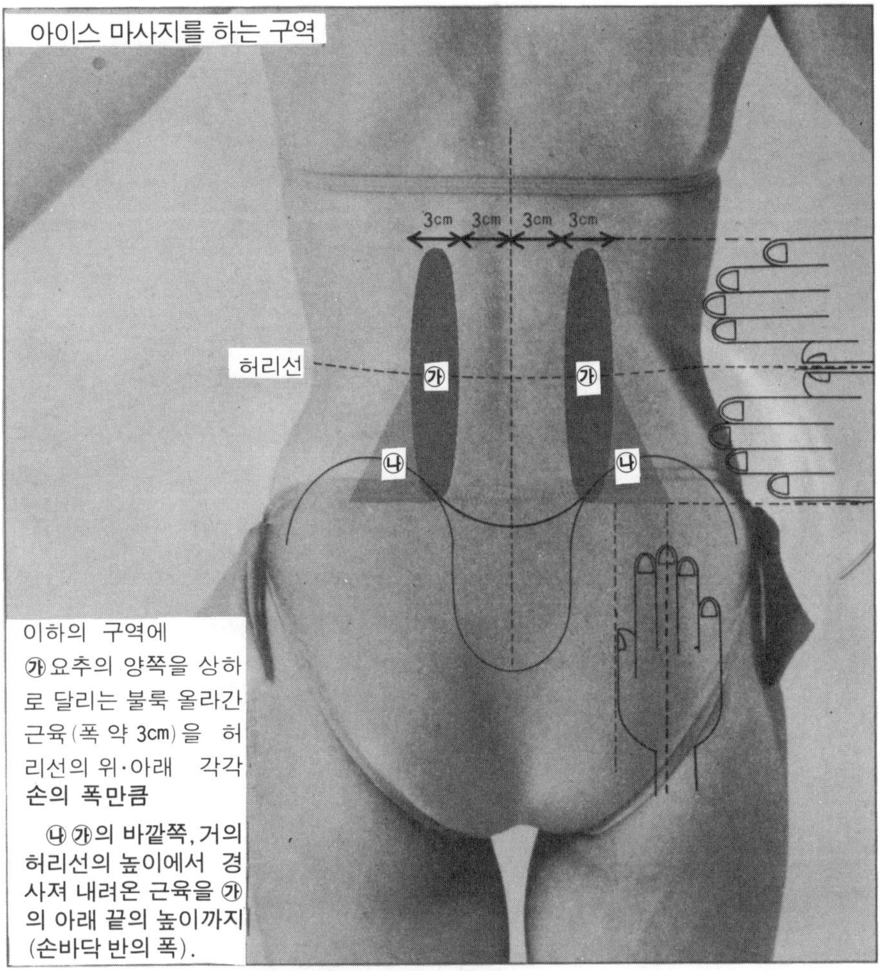

잘게 부순 얼음을 비닐 봉지에 넣고 소금을 한 줌 넣어 피부가 빨개질 때까지 문지른다.

① 따뜻하게 해서 치료한다

핫팩으로

근육이나 관절 등에 통증이 있을 때는 통증이 생긴 부분과 그 주변의 혈행이 나빠져 있는 것이다.

그래서 그 부분을 따뜻하게 해주면 혈액순환이 촉진되어 통증도 나아질 수 있다.

따뜻하게 하는 방법은 여러가지인데, 시판되고 있는 소프트 아이스논을 이용해서 핫 팩을 만들면 손쉽고, 그리고 온기를 수반한 열(온열)로 따뜻하게 할 수가 있다. 온열은 화로 등 건조된 열에 비해서 단기간에 몸의 깊숙이까지 침투하고, 열이 내리지 않는 특징을 가지고 있다.

핫팩 만드는 법과 사용방법

① 시판되는 아이스논을 80도 정도의 더운물에 약 10분간 넣어둔다.

② 아이스논을 꺼낼 때 타올도 뜨거운 물에 넣어두어 따뜻한 타올로 아이스논을 감싸도록 한다.

이렇게 하면 온열을 이용해서 효과적으로 허리를 따뜻하게 할 수가 있다.

③ 마루나 방바닥 위에 조금 큰 비닐을 깐다.

그 한가운데 타올로 싼 아이스논을 놓고 목욕 타올을 4번 접어서 그 위에 올려 놓는다.

④ 허리의 아픈 곳을 그 위에 올려놓으면 되는데 너무 뜨거워서 화상을 입지 않도록 조심한다.

조금 뜨거운 편이 효과는 있지만 너무 뜨거우면 목욕 타올을 6번 접는다든지 하는 식으로 열을 조절하도록 한다.

⑤ 이렇게 해서 준비가 다 되면 먼저 허리의 중앙부를 따뜻하게 한다.

등뼈와 허리선이 교차되는 지점을 중심으로 해서 아이스논을 대고 그 위에 천정을 보고 눕는다. 바로 누우면 허리가 들어올려져서 괴롭다라고 할 때는 무릎을 세우고, 방석이나 쿠션을 엉덩이 아래와 등 밑에 깔도록 한다.

⑥ 따뜻하게 하는 시간은 10~15분 정도면 좋다.

⑦ 좌우 모두 심하게 아플 때에는 중앙부를 따뜻하게 한 뒤, 아픈 쪽을 핫팩의 위에 맞추어 옆으로 누워 역시 10~15분간 따뜻하게 한다.

⑧ 아이스논의 열은 그렇게 간단히 식지는 않는다. 그러나 만약 아이스논이 두 개 있을 때는 하나를 사용하고 있을 때 또다른 하나를 따뜻이 해 두고 도중에서 교환하도록 하면 효과를 지속시킬 수가 있다.

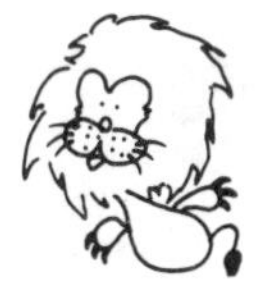

기분 좋을 정도로 뜨겁게. 통증이 넓은　위에 퍼져있을 때는 꼭.

핫팩으로 따뜻하게 한다

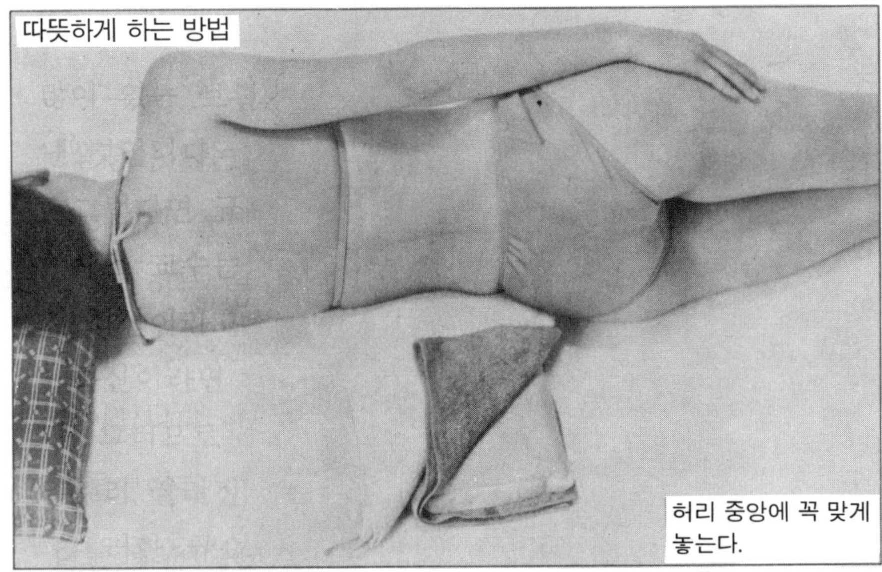

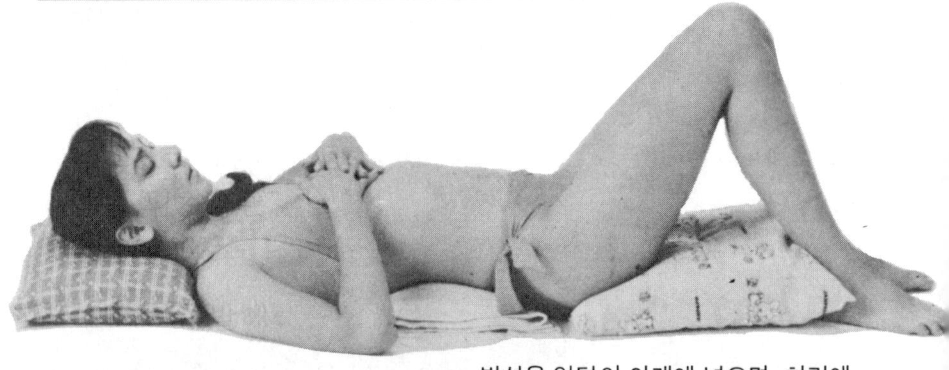

방석을 엉덩이 아래에 넣으면 허리에 부담이 가지 않고 편안하다.

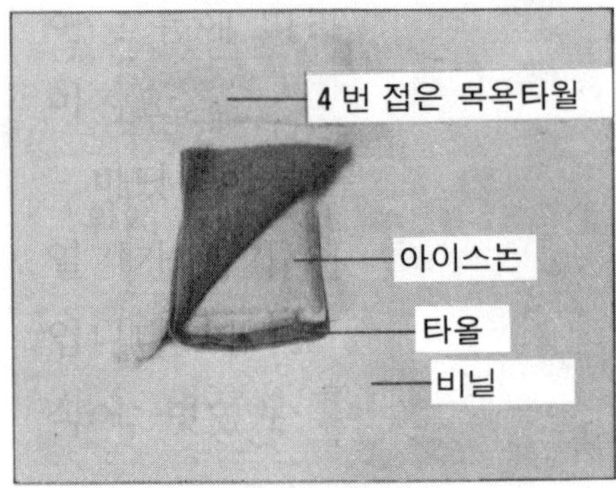

핫팩 만드는 방법

따뜻이 한 아이스논을 뜨거운 타올로 감싸 비닐 위에 올려 놓고, 4번 접은 목욕 타올을 또 그 위에 덮는다.

② 따뜻하게 해서 치료한다

뜨겁지 않은 뜸질로

뜸질의 방법에는 쑥을 완전히 태워버리는 유흔뜸(有痕灸)과 피부 표면에 불이 다다르기 전에 약쑥을 떼어내는 온뜸(지열뜸, 무흔뜸)의 두 종류가 있다. 가정에서는 뒤의 것이 좋고, 상처가 없다는 점에서 많이 이용하면 좋을 것이다.

유흔뜸에 사용되는 약쑥은 2~5mg 정도의 적은 양인데, 온뜸의 경우에는 꽤 큰 것도 사용한다.

그런데 뜸이 듣는 것은 약쑥의 성분에 약효가 있기 때문이 아니다. 뜸을 함으로써 열자극에 따라 생기는 것이다. 자주 약쑥을 생강이나 마늘을 엷게 썬 것 위에 올려놓고 뜸질을 하는 경우가 있는데, 이것도 생강이나 마늘의 약효성분을 활용하기 위해서가 아니라 포함되어 있는 수분에 의해 온열을 만들고 열을 심부(深部)까지 다다르게 하기 위해서이다.

온뜸질 방법

① 시판되고 있는 약쑥에는 뜸질을 할 때 둥글려서 사용하는 썰어놓은 약쑥과 종이로 원추형으로 싸서 잘라놓은 약쑥이 있다.

둘 다 효과는 같지만 될 수 있으면 그냥 썰어놓은 약쑥을 사기 바란다. 이 종이로 싸서 잘라놓은 약쑥은 유흔뜸질용으로 잘게 썰어져 있기 때문에 온뜸질로 사용할 때에 일부러 하나씩 헤쳐서 크게 만들지 않으면 안되기 때문이다.

② 약쑥은 밑면을 엄지손가락 두께 정도의 크기로 만들고, 손가락 끝으로 원추형으로 말아올려서 마무리한다.

이 정도의 크기가 열을 잘 전달하기 때문이다.

③ 뜸질을 하는 장소는 냉찜질의 경우와 같다. 등의 중앙부를 중심으로 해서 허리선에서 4cm 아래로 내려간 곳을 상단으로 해서 세로 2cm, 가로 4cm의 타원형 구역을, 역시 등 중앙에서부터 좌우로 5cm 간 부분을 중심으로 해서 허리선을 상단으로 한 직경 4cm의 원형 3개 구역이다. 뜸질을 받는 사람은 먼저 엎드려 눕는다.

④이 3개 구역 가운데 고통이 심한 곳에 약쑥을 올려 놓는다. 생강이나 마늘을 이용할 때는 2mm 정도의 두께로 얇게 해서 그 구역에 올려놓고 이 위에 약쑥을 얹는다.

⑤ 약쑥의 원추형에 선향(線香)으로 불을 붙여서 열을 느끼면 거둔다.

같은 위치에 몇 번 계속해서 뜸질을 함으로써 피부 속 깊이까지 열이 침투하게 되는 것이니까 각각의 구역에 최소한 3번은 반복할 필요가 있다.

⑥ 끝나면 뜸질을 끝낸 장소와 그 주변을 가볍게 문질러 주고, 1시간 정도는 목욕을 삼가한다.

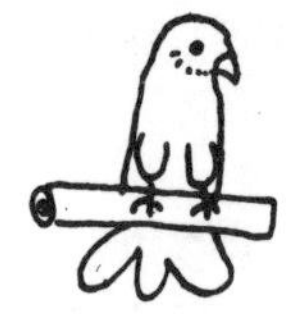

> **통증이 좁은 부분일 때. 단 식후, 공복시, 피로시에는 피한다.**

온뜸질을 하는 구역

다음의 구역 가운데 특히
아픈 곳에 온뜸질을 한다.
㉮ 허리선에 해당하는 등
뼈에서부터 거의 4cm 내려
간 지점을 중심으로 한 세
로 2cm, 가로 4cm의 원형.
㉯ 허리선의 높이인 등뼈에
서부터 좌우 5cm씩 나간 지
점을 중심으로 한 직경 4cm
의 원.

쑥뜸의 크기

밑면이 엄
지손가락
정도의 크
기의 원추형

온뜸

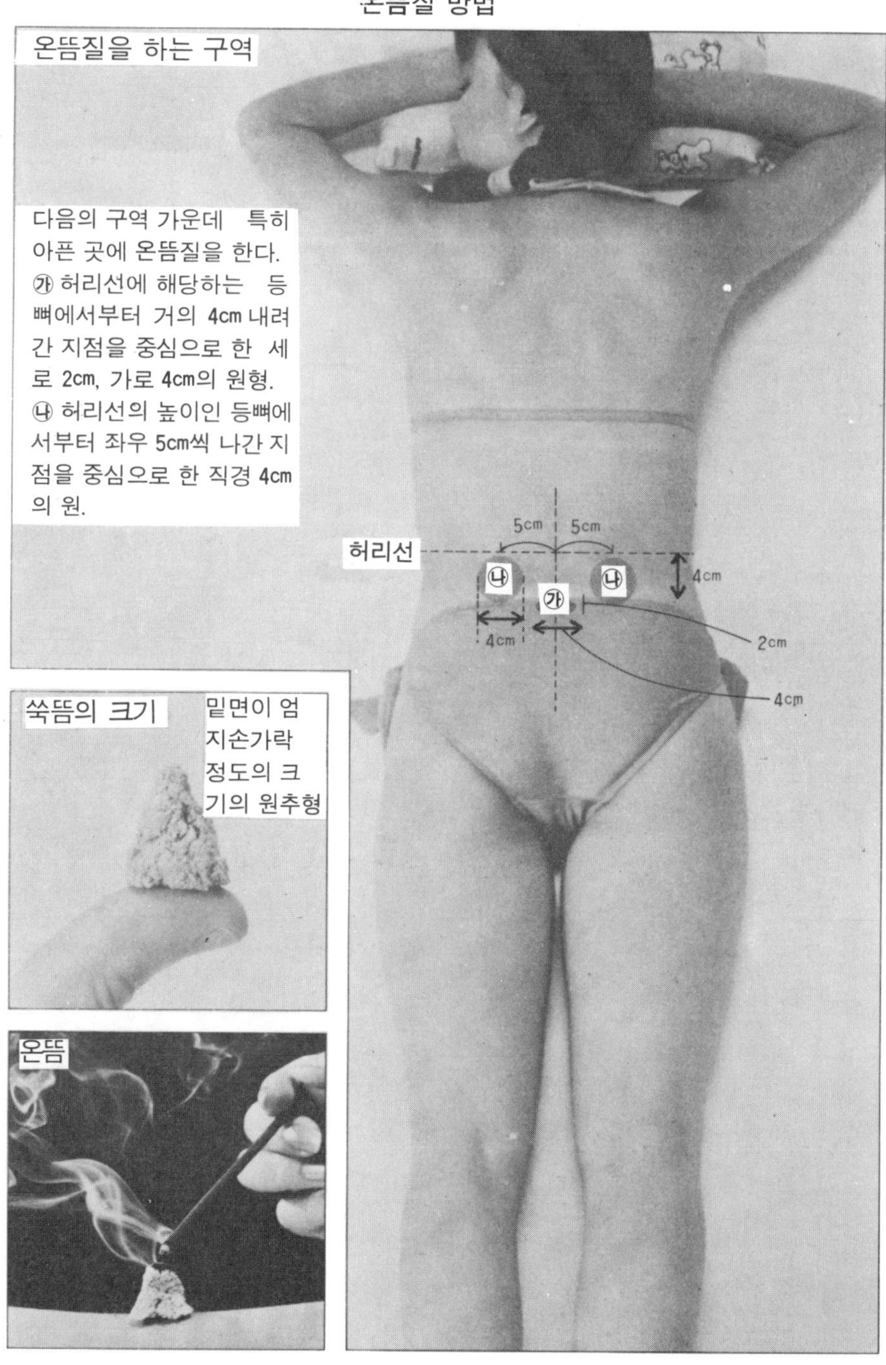

③ 따뜻하게 해서 치료한다

드라이어나 다 쓴 카이로

핫팩과 뜸질이 귀찮다고 하는 사람은 드라이어나 다 쓴 카이로 등을 이용하면 좋을 것이다.

모두다 손쉽게 이용할 수 있는 것이기 때문에 등 뿐만 아니라 배쪽도 같은 식으로 따뜻하게 해준다.

보통 요통은 허리의 근육과 배의 근육의 밸런스가 깨어졌을 때 일어나는 것이기 때문에 허리와 함께 배도 자극하는 것은 무척 효과적이다.

단, 어느 방법을 취하든 마른 열로는 몸의 심부까지 열이 다다르지 못한다는 약점도 있기 때문에, 시간을 두고 천천히 따뜻하게 하도록 신경을 써 준다.

드라이어로 따뜻이 한다

① 따뜻이 하는 위치는 허리의 중앙에서 좌우로 3cm 간 곳에서부터 3cm 폭으로 허리선의 상하를 손바닥 폭 분량의 길이의 구역(㉮의 구역).

㉮의 구역 바깥쪽 중심에서부터 경사면 바깥쪽으로 간 삼각형 구역(㉮의 구역을 포함해서 아래 변이 손의 폭 길이로 ㉯의 구역). 그곳에서 허리선을 바깥 끝으로 해서 3cm 안쪽으로 들어와 허리선에서부터 4cm 정도 위, 아래로 뻗은 초승달 모양의 구역(㉰의 구역)의 6군데이

다.

② 다른 사람에게 뜸질을 해 받을 때에는 허리를 내고 엎드려 눕는다든지 하고, 스스로 할 때에는 허리 받침이 없는 의자에 앉든지, 방바닥 위에 앉는다. 단, 스스로 등쪽에 드라이어의 열풍을 쐬게 할 경우는 드라이어의 위치를 확인하기 어렵기 때문에, 아무쪼록 너무 가까이 대어서 화상을 입는 일이 없도록 주의하기 바란다.

③ 따뜻이 하는 순서와 방향에는 꼭 정해진 것은 없지만 6군데의 구역을 합쳐서 15분 이상은 따뜻이 한다.

④ 허리가 끝나고 나면 허리를 목욕 타올 등으로 감싸서 차가워지지 않게 하고, 배꼽에서 손가락 3개 폭 만큼 간 곳에서 역시 3cm 폭으로 상하 각각을 손바닥 폭 넓이를 잡아 5분 이상 따뜻이 한다.

쓰다 버린 카이로로 따뜻이 한다

① 따뜻이 하는 구역은 드라이어의 경우와 마찬가지이다. 먼저 다 쓴 카이로를 허리 부분의 속옷과 옷 사이에 넣고 무릎을 세우듯이 해서 똑바로 눕는다.

② 카이로 위치를 움직이면서 전부 15분 이상 따뜻이 한다. 옆구리 부분은 옆으로 누워 카이로를 위에 올려 놓고 따뜻이 한다. 배는 똑바로 누워 위에 올려놓고 각각 5분 이상 따뜻이 한다.

또한 화로를 이용할 경우는 몸을 조금 둥글려서 옆으로 누워 허리 양쪽을 따뜻이 하고, 다음으로 똑바로 누워 배를 따뜻이 하는 식으로 전부 20분 정도에 걸쳐 자극시킨다.

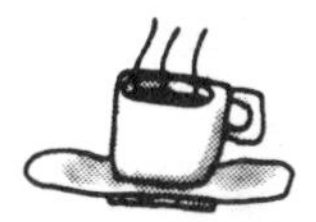

손쉽고 간단, 은근히, 천천히 따뜻하게 한다.

드라이어로 따뜻하게 한다

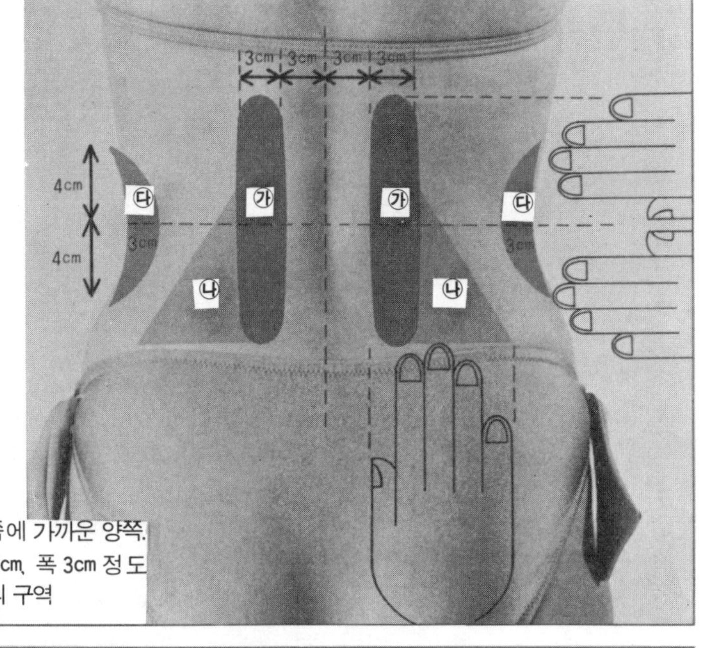

등쪽의 구역

㉮ 등뼈의 바깥쪽으로 3cm인 지점을 3cm 폭으로 달리는 근육. 이것을 허리선에서부터 위·아래로 손의 폭 분량

㉯ ㉮ 의 바깥쪽 선 가운데 쯤을 정점으로 해서 아래 변이 ㉮ 도 포함한 손의 폭 정도가 되도록 잡은 직각삼각형의 안쪽.

㉰ 옆구리의 배쪽에 가까운 양쪽. 허리선의 상하 4cm, 폭 3cm 정도의 초승달 모양의 구역

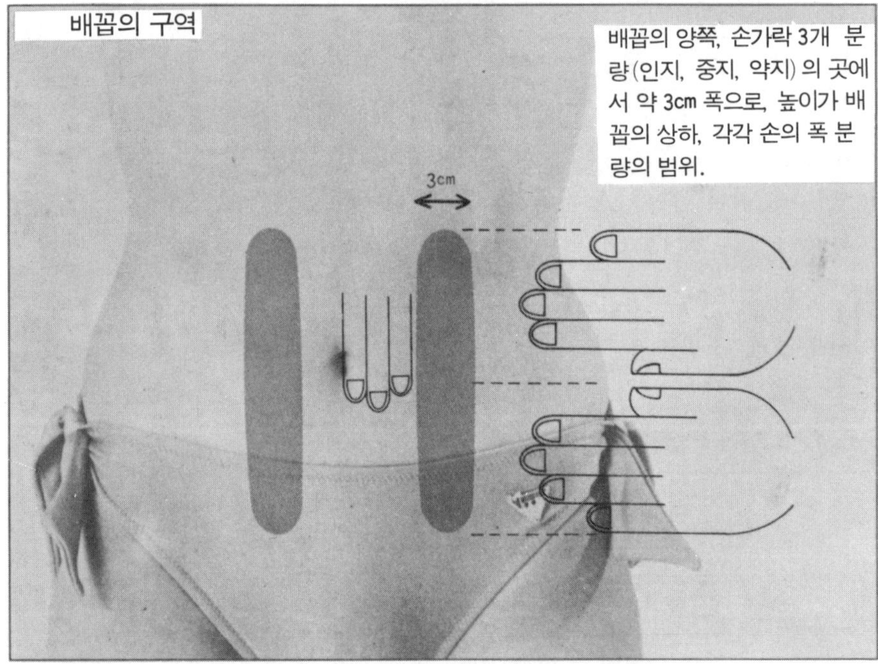

배꼽의 구역

배꼽의 양쪽, 손가락 3개 분량(인지, 중지, 약지) 의 곳에서 약 3cm 폭으로, 높이가 배꼽의 상하, 각각 손의 폭 분량의 범위.

① 지압으로 고친다

누구라도 할 수 있는 지압점 찾는 법

등골은 상체의 무게를 떠받치고 또한 갖가지의 움직임에 적응할 수 있도록 몇 가지의 뼈가 추간판(椎間板)이라고 하는 연부조직에 의해 연결되어 S자형으로 가볍게 구부러져 있다. 이 등골의 요추부를 떠받쳐 움직이는 것이 허리와 배, 엉덩이, 다리 근육이다. 그 때문에 이들 근육에는 굉장한 부담이 가서 피로와 고통이 생기기 쉬운 상태가 되어있는 것이다. 이 상태를 개선하려면 근육 속의 혈액의 흐름을 촉진시키고 피로나 긴장을 풀어주는 것이 중요한데, 여기에는 동양의학의 지압을 사용한 치료가 굉장히 효과적이다.

급소라고 하는 것은 일반적으로 이해되고 있는 작은 점이 아니라, 어느 정도의 크기를 가진 일종의 존(구역)이다. 그렇기 때문에 이하에 소개하는 급소의 위치와 그 주변을, 허리·엉덩이·발은 엄지손가락 바닥으로, 배는 4개의 손가락을 양쪽에서 겹쳐 눌러보아 그 가운데 아픔이 강한 곳(압통점)을 선택하여 치료한다.

먼저 허리에는 배쪽에 가장 강하게 휘어져 있는 요추인 제3요추와 제2요추의 사이에서 곧바로 양 옆구리 쪽에 있는 신유(腎兪)와 또 그 바깥쪽에 있는 지실(志室)이 중요한 급소이다. 또 양쪽에서 등골을 떠받치고 있는 근육(척추기립근)이 골반과 연결된 장소에 있는 대장유

(大腸兪) 또한 그 아래에 있는 소장유도 잊어서는 안된다.

엉덩이에서부터 발에 걸쳐서는 좌골신경(座骨神經)에 연해서 위치하고 있는 승부(承扶), 은문(殷門), 위중(委中), 승산(承山)의 각 급소를 사용한다. 배에서는 배꼽 양쪽의 복직근(腹直筋)이라고 하는 근육 위에 있는 천추(天樞), 대거(大巨)가 유효하다.

급소 찾는 법

① 신유(腎兪)는 허리선의 높이에서 등의 중앙에 있는 뼈가 돌출된 곳(척추극돌기)에서부터 손가락 2개 폭으로 좌우로 간 곳에 있고, 지실(志室)은 신유와 같은 높이에서 신유보다 손가락 2개 폭 바깥쪽으로 나간 곳.

② 대장유는 신유의 바로 아래에 있으며 신유보다 손가락 4개 폭 만큼 아래로 내려간 곳에, 소장유는 또한 대장유보다 손가락 4개 폭 내려간 곳.

③ 승부는 엉덩이의 잘록한 부분 바로 위에, 대전근(大殿筋)이라고 하는 엉덩이 근육과 대퇴이두근이라고 하는 대퇴 근육과 연결된 곳에.

④ 은문은 대퇴이두근 위에서 승부와 위중의 한가운데, 위중은 무릎 바로 뒤에.

⑤ 승산은 장단지 근육인 배복근이 둘로 나뉘어진 사이에.

⑥ 천추는 배꼽 높이에서 배꼽으로부터 손가락 3개 폭으로 바깥쪽. 대거는 천추 바로 아래에서 천추로부터 손가락 3개 폭 내려간 곳에 있다.

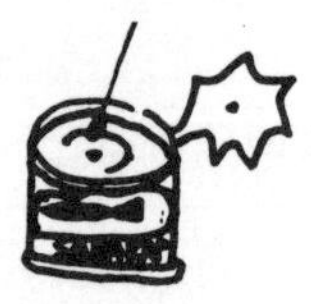

> 눌러서 압통이 있는 곳이 급소. 다소의 어긋남도 상관없다.

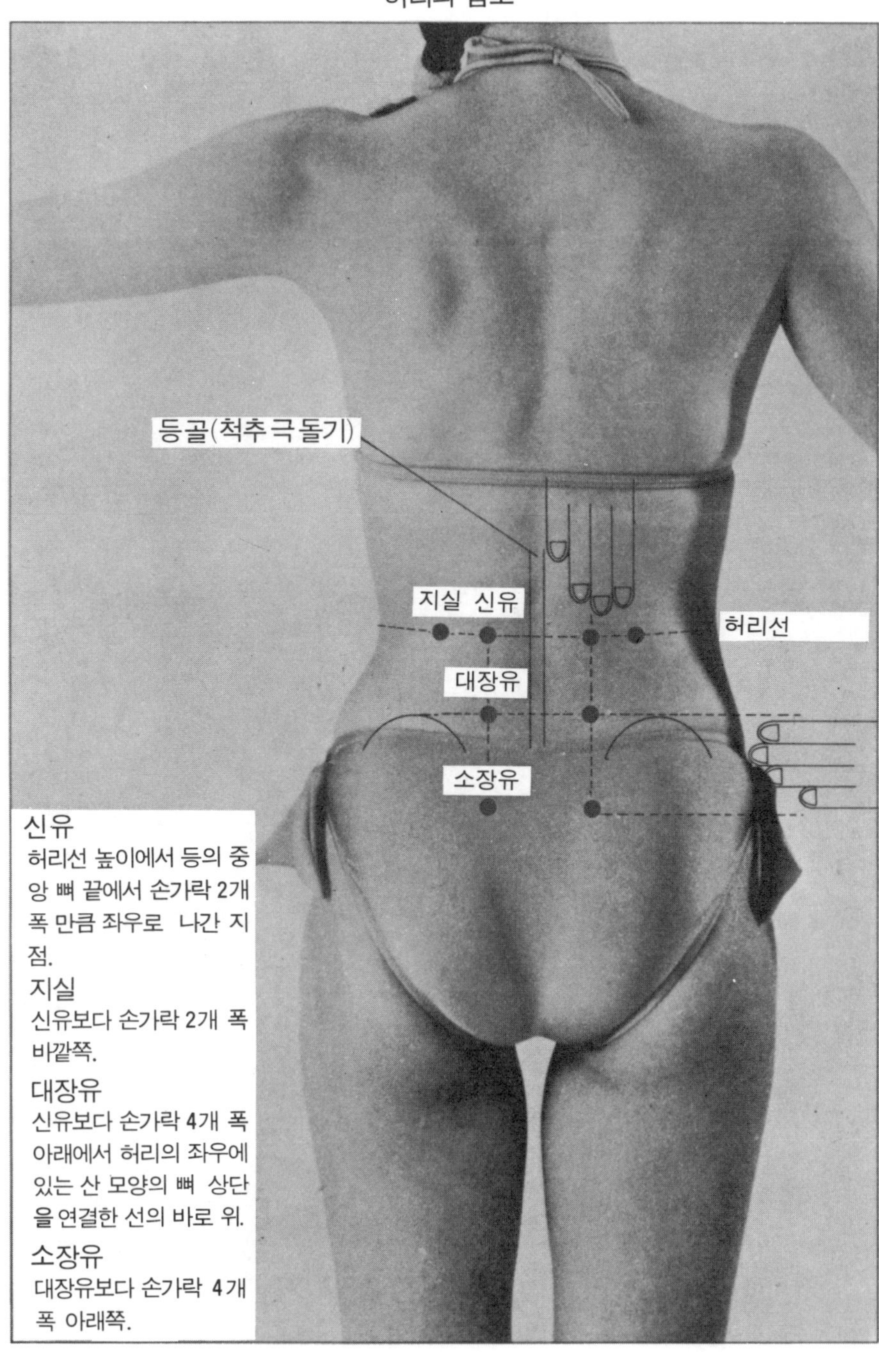

신유
허리선 높이에서 등의 중
앙 뼈 끝에서 손가락 2개
폭 만큼 좌우로 나간 지
점.

지실
신유보다 손가락 2개 폭
바깥쪽.

대장유
신유보다 손가락 4개 폭
아래에서 허리의 좌우에
있는 산 모양의 뼈 상단
을 연결한 선의 바로 위.

소장유
대장유보다 손가락 4개
폭 아래쪽.

다리의 급소

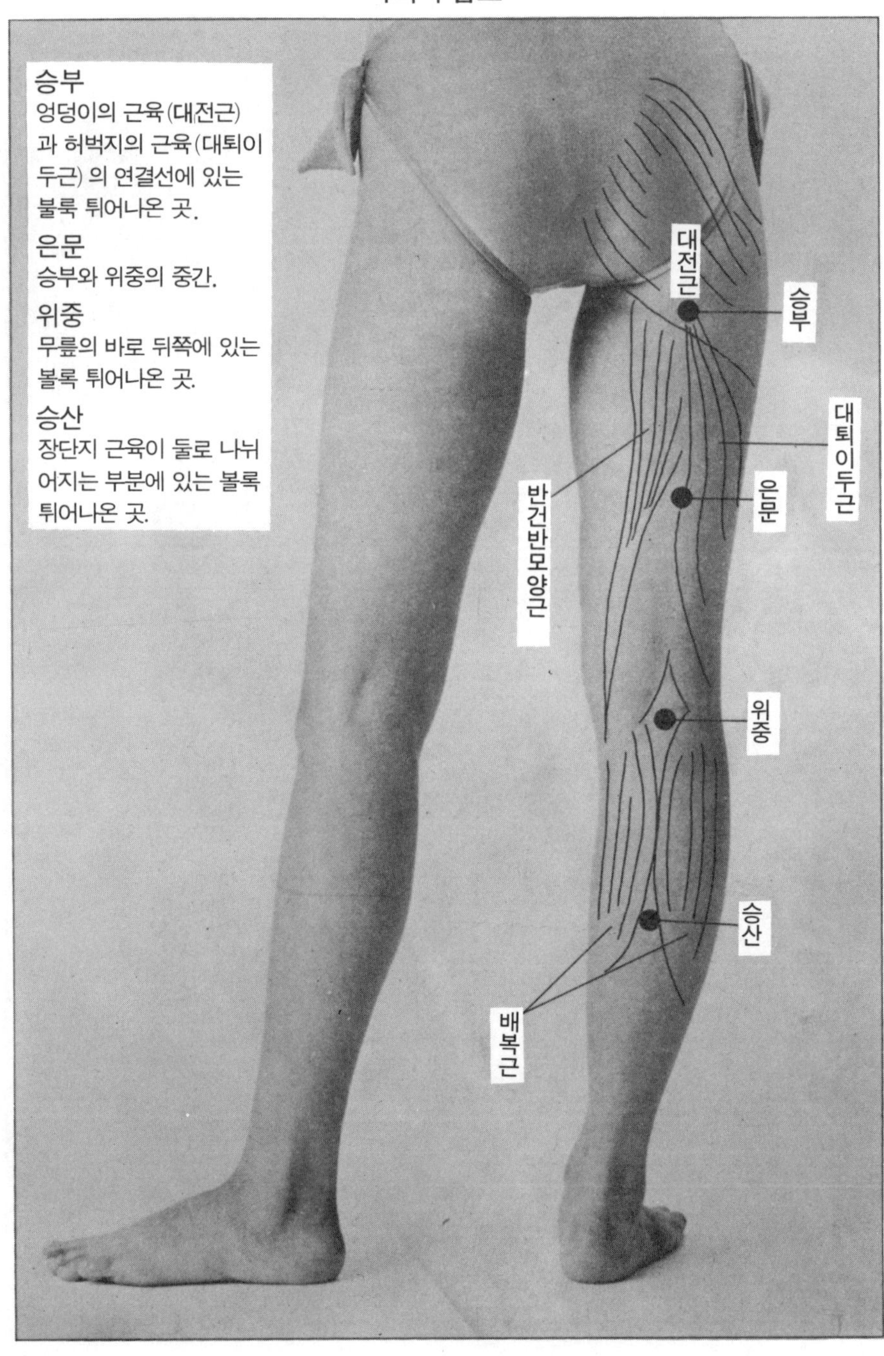

승부
엉덩이의 근육(대전근)
과 허벅지의 근육(대퇴이
두근)의 연결선에 있는
불룩 튀어나온 곳.
은문
승부와 위중의 중간.
위중
무릎의 바로 뒤쪽에 있는
볼록 튀어나온 곳.
승산
장단지 근육이 둘로 나뉘
어지는 부분에 있는 볼록
튀어나온 곳.
대전근
승부
대퇴이두근
반건반모양근
은문
위중
승산
배복근

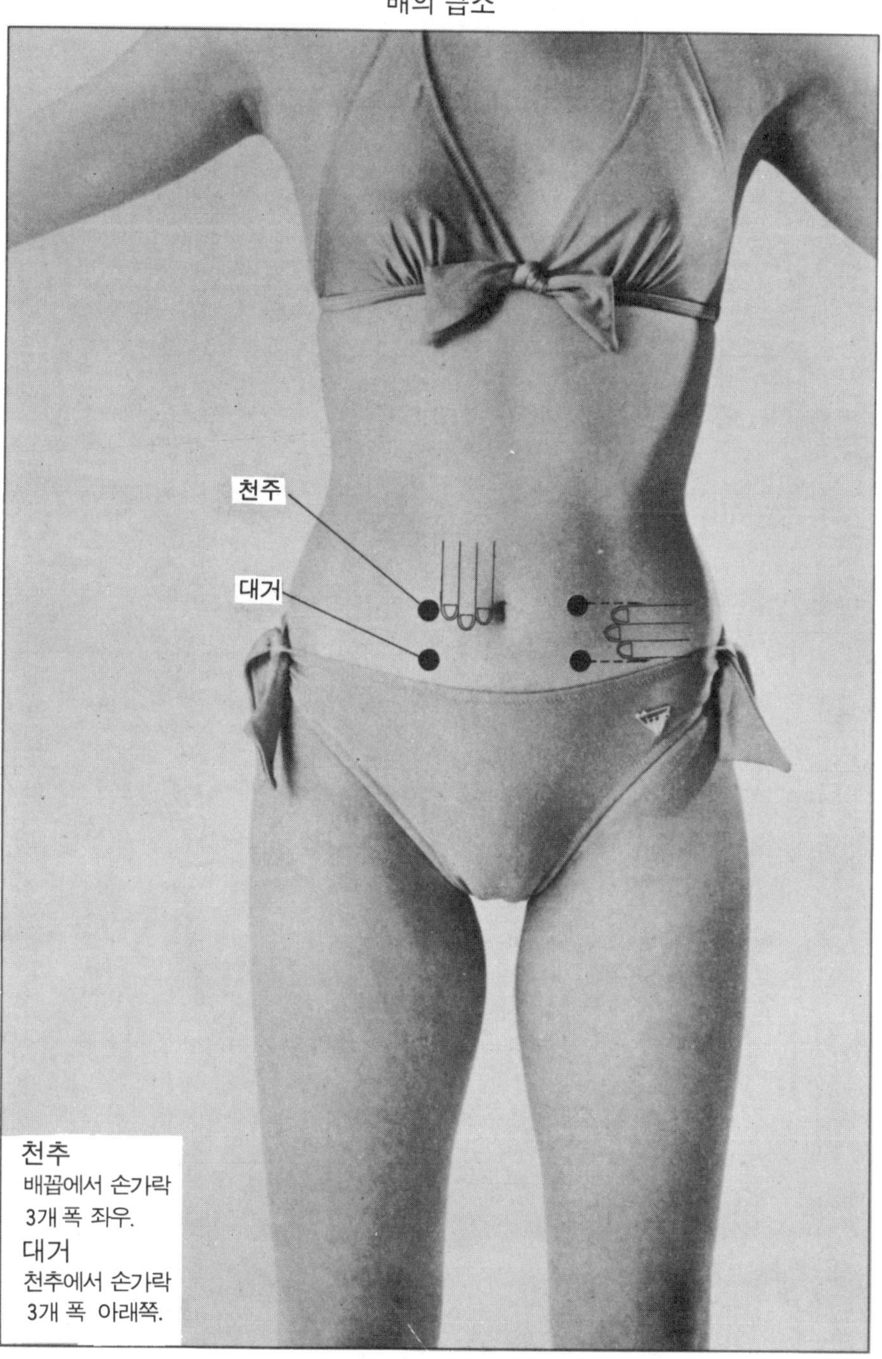

천주
대거
천추
배꼽에서 손가락
3개 폭 좌우.
대거
천추에서 손가락
3개 폭 아래쪽.

② 지압으로 고친다

효과에 차이가 있는 지압방법의 골자

지압이란 글자 그대로 손가락을 사용해서 압력을 가하는 치료법을 말한다.

아픔을 느끼는 곳(압통점)을 누르는 것이기 때문에 어느 정도는 아픈 것이 당연하지만, 그 아픔도 기분좋은 아픔이라는 것이 지압을 할 경우의 대전제이다.

손가락 끝만으로 누르려고 하면 그 부분에만 압력이 가해져 오히려 근육과 피부를 아프게 할 경우가 있다. 지압을 하는 사람은 지압을 받는 사람 위에 몸을 기대는 듯한 느낌을 가지고 손가락 끝에 천천히 체중을 싣고 천천히 손을 뗀다. 손가락을 대고 난 뒤 뗄 때까지의 시간은 약 5초. 습관이 되기 전까지는 1, 2, 3, 4, 5 하고 입 안에서 천천히 수를 세면서 행해도 좋을 것이다.

가해지는 힘은 3~5kg. 헬스 미터 위에 손가락을 올려놓고 눌러보아서 힘이 들어가는 정도가 충분한가 어떤가 확인해 둔다.

허리는 스스로도 할 수 있지만 엉덩이, 발, 배는 누군가에게 부탁을 하는 것이 효과적이다.

허리의 지압

① 의자에 앉아서 엄지손가락을 뺀 4개의 손가락은 배쪽에, 좌우 엄

지는 각각 좌우의 신유에 대고, 엄지손가락으로 떠받치듯이 체중을 싣는다. 의자의 등에 팔꿈치를 대고 등을 밀듯이 누르면 압력이 더해진다. 다른 사람이 해 줄 경우도 좌우의 급소를 동시에 지압해 주도록 부탁한다.

② 신유를 1회 누르고 나면 엄지손가락을 옮겨 지실, 대장유, 소장유 순으로.

③ 모든 급소를 한 번 끝내고 나면 신유로 돌아가는데, 전부 해서 3~5회, 이런 순서로 반복한다.

엉덩이와 발의 지압

① 지압을 받는 사람은 엎드려 눕고 지압을 하는 사람은 그 옆에 한 쪽 무릎을 세우고 앉는다.

② 한쪽 편(또는 양쪽)의 승부 급소에 엄지손가락의 바닥을 대고, 몸을 앞으로 기울이면서 체중을 실어 천천히 누르고, 또 한쪽의 승부로 옮겨간다. 같은 식으로 은문, 위중, 승산으로 내려간다.

이것도 3~5회 정도 반복한다.

③ 힘이 없는 사람이 지압을 할 때는 양손의 엄지손가락을 겹쳐서 누르면 힘이 들어가 효과가 있다.

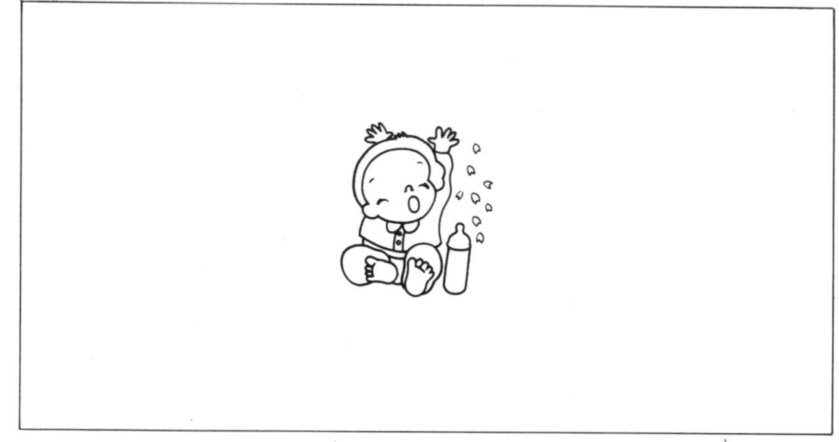

배의 지압

① 지압을 받는 사람은 똑바로 눕고 지압을 하는 사람은 그 옆에 무릎을 세우고 앉는다.

② 배에는 중요한 내장이 있기 때문에 힘이 한 점에 집중되지 않고 확산될 수 있도록 4개의 손가락을 좌우 겹쳐서 급소에 대고 몸을 앞으로 기울이면서 체중을 싣는다.

③ 지압은 먼저 천추부터 시작해서 그것이 끝나면 대거로 옮겨간다.

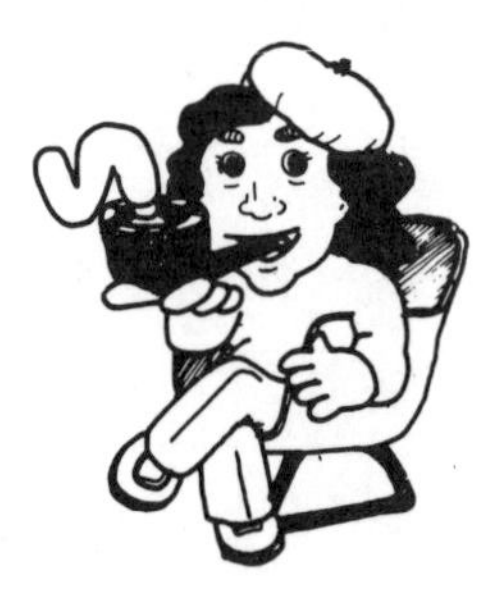

몸을 기울이면서 손가락에 천천히 체중을 **실고** 천천히 손가락을 뗀다.

허리의 지압

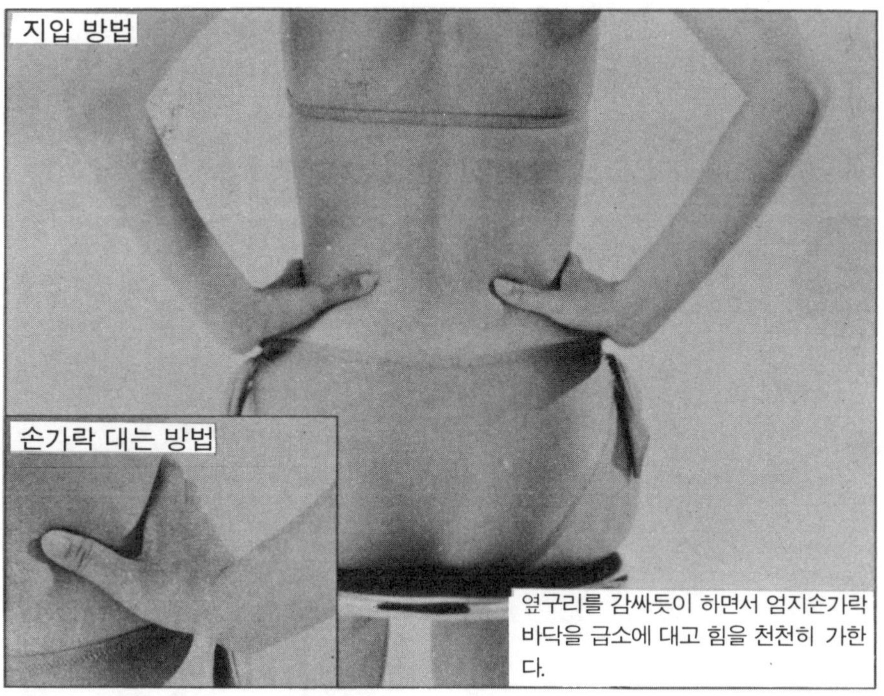

옆구리를 감싸듯이 하면서 엄지손가락 바닥을 급소에 대고 힘을 천천히 가한다.

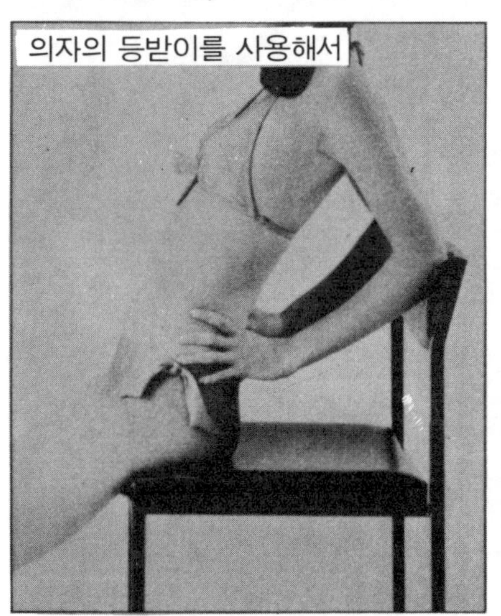

등받이에 팔꿈치를 눌러대면 지압 효과가 높아진다.

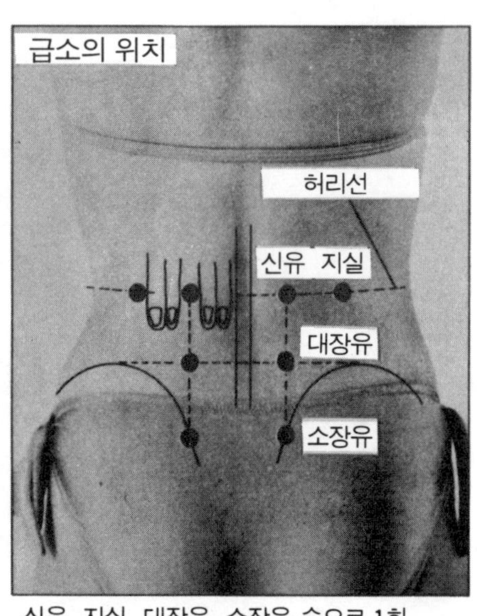

신유, 지실, 대장유, 소장유 순으로 1회씩 누르고, 3~5회 반복한다.

엉덩이와 다리의 지압

지압 방법
좌우 급소를 별도로, 또는 동시에 1개씩 지압한다.

힘이 없는 사람은

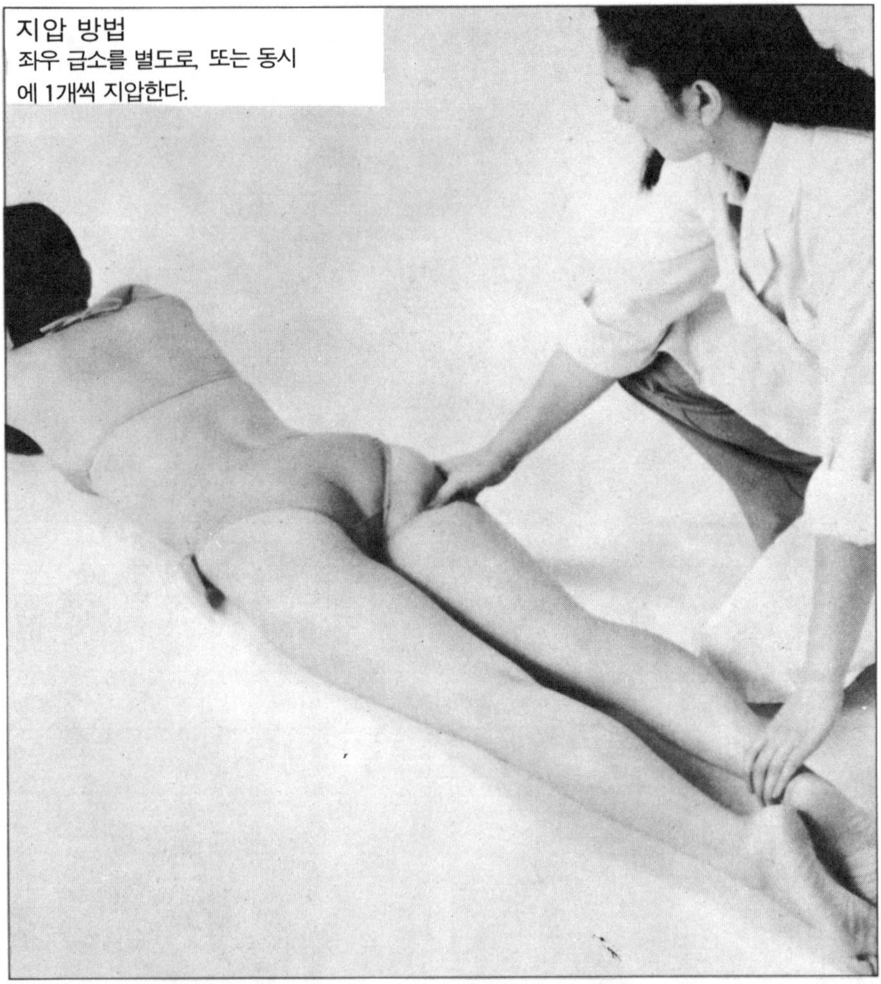

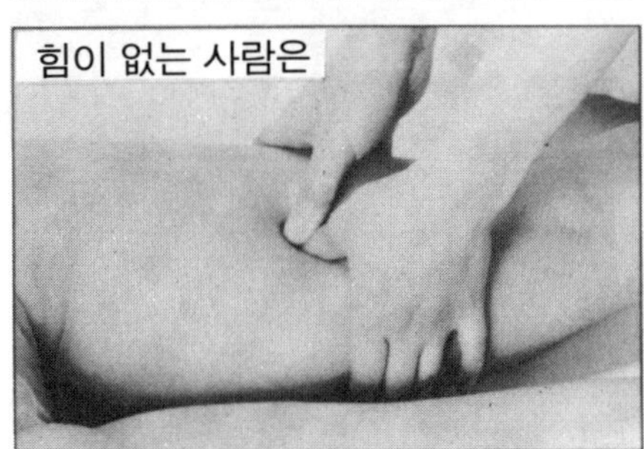

힘이 약한 사람은 양손의 엄지를 겹쳐서 지압한다.

엄지손가락으로

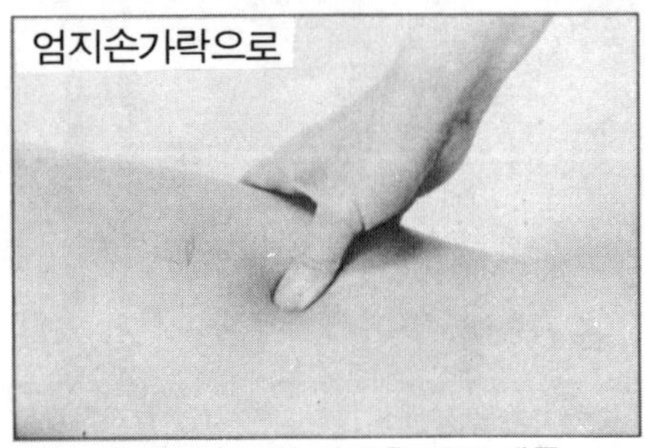

급소에 엄지손가락 바닥을 대고 체중을 천천히 싣는다.

배의 급소 지압법

지압 방법과 자세

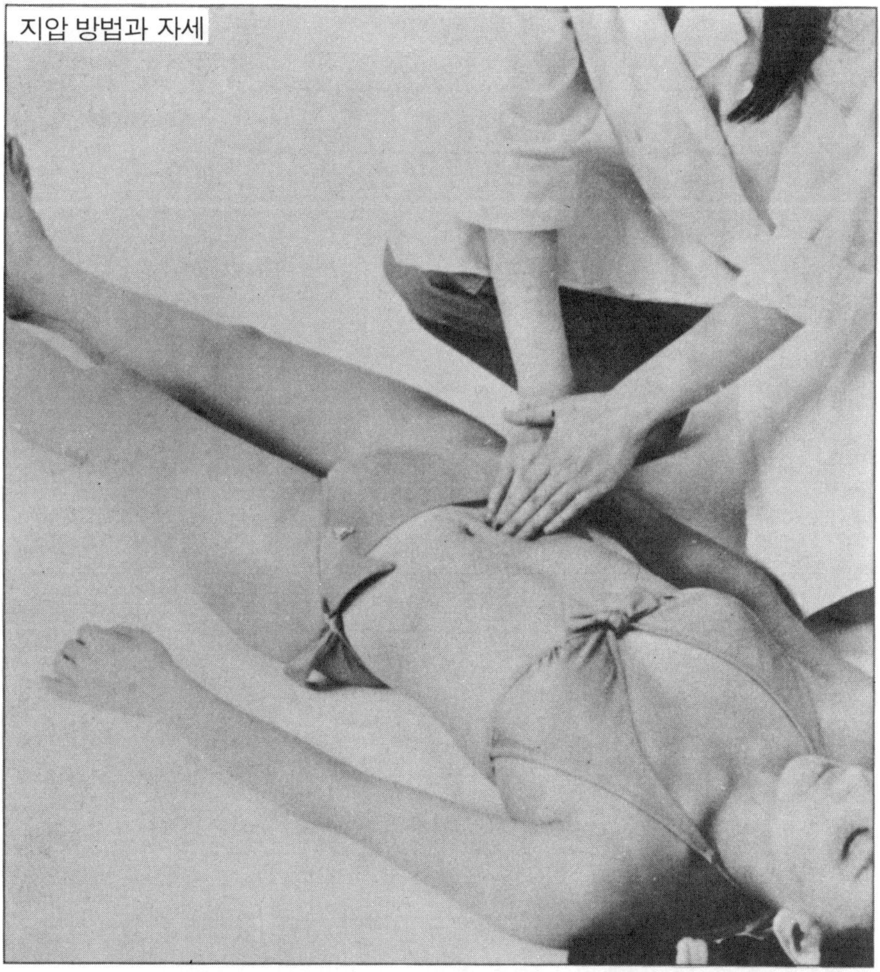

지압하는 사람은 지압을 받는 사람의 옆에 무릎을 세우고 앉는 자세. 손가락 끝에 천천히 체중을 싣고, 호흡을 맞추어 누른다.

손가락 대는 방법

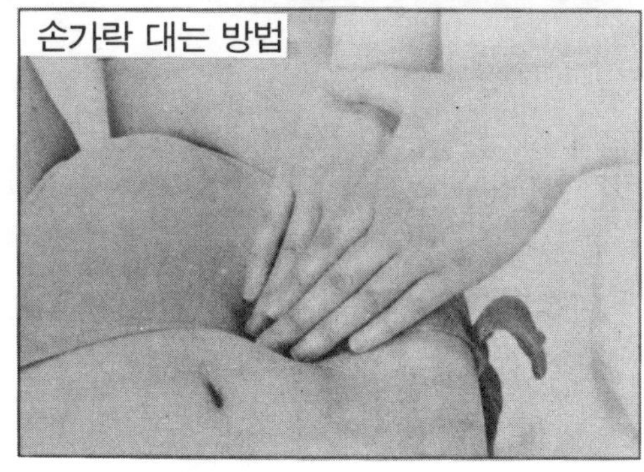

① 마사지로 고친다

허리의 통증, 피로를 푼다

근육이나 힘줄을 쓰다듬는다든지, 문지른다든지, 관절을 움직이는 등, 손바닥과 손가락을 사용해서 근육의 통증, 피로를 푸는 치료법이 마사지이다.

여기에 들고 있는 것은 주로 손바닥과 수근(手根)을 사용한 방법인데 둘다 마사지 하는 사람의 손과 마사지를 받는 사람의 피부가 될 수 있는 한 밀착하게끔 해서 행하는 것이 기본이다.

손바닥을 사용해서 마사지하는 경우라면 손바닥을 몸의 표면 올록볼록한 면에 맞추어 움직이고, 장소를 이동시킬 때에도 손을 완전히 떼지 말고 띄우듯이 해서 미끄러지듯이 움직여야 한다. 방향은 위쪽에서 아래쪽을 향하거나 아래쪽에서 위쪽으로 옮겨가거나 상관없다.

또 리드미컬하게 마사지를 하는 편이 당연히 기분이 좋을 테니까, 마사지 하는 사람은 익숙해질 때까지는 '1, 2, 3, 4'라고 리듬을 짚어가며 천천히 행하도록 하는 것이 좋을 것이다.

허리→엉덩이→발→배의 순서로 마사지하는데, 그 가운데 허리를 약 10분, 엉덩이에서 다리까지 4~5분, 배를 6~7분간, 합계 20분간 정도 계속하면 좋다.

허리의 마사지

① 등뼈의 좌우에 세로로 부풀어 올라있는 근육(척추기립근)을 마사지한다.

등의 중앙에서 3cm 좌우로 간 곳에서 3cm 폭으로 허리선 위·아래를 각각 손의 폭 만큼의 길이의 구역이다.

② 마사지를 받는 사람은 허리를 내어 놓고 엎드려 눕는다. 마사지하는 사람은 그 옆에 무릎을 세우고 양 손바닥을 두 개의 구역보다 조금 넓게 잡아 세로로 맞추어 처음은 가볍게, 점점 압력을 가하면서 문질러 간다.

이것을 경찰(輕擦)이라고 말하고, 허리 이외의 장소에도 먼저 맨처음에는 이것을 행한다.

③ 이번에는 손을 몸과 직각이 되도록 해서 사용한다.

양 손의 4개의 손가락과 엄지손가락을 벌리고 등뼈를 넘어서 그 양쪽의 구역을 붙잡는다. 손가락 끝만으로는 잡는 것이 어렵기 때문에 손바닥으로 누르듯이 잡아도 상관은 없다.

④ '하나, 둘'하고 천천히 세면서 엄지손가락 바닥으로 손 앞에서 맞은편 쪽으로 근육을 눌러들어가듯이 움직인다.

⑤ 다음으로 '셋, 넷'하며 천천히 4개의 손가락으로 이쪽의 근육을 되돌려 보낸다.

⑥ 경찰과는 달리 이 경우는 피부를 쓰다듬듯이 해서는 기분이 좋지 않다. '하나, 둘'로 눌러들어가고 '셋, 넷'으로 잡아당기는 동작을 마치 배의 노를 젓는 요령으로 움직여가도록 한다.

> **손가락을 피부에 밀착시키고, 리드미컬하게 요동치는 것이 포인트.**

허리의 마사지

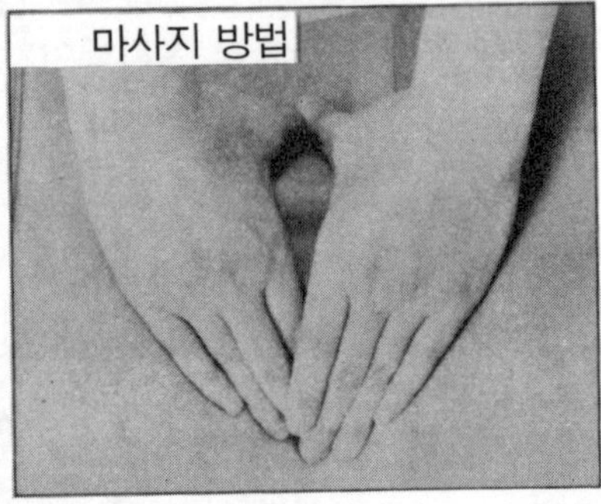

마사지하는 부위
등뼈의 좌우 약 3cm의 지점을 세로로 달리는 근육을 폭 3cm 정도, 허리선의 상하 손의 폭 만큼 마사지한다.
3cm
3cm
3cm
3cm
②
①
허리선
②
①

자세 취하는 방법

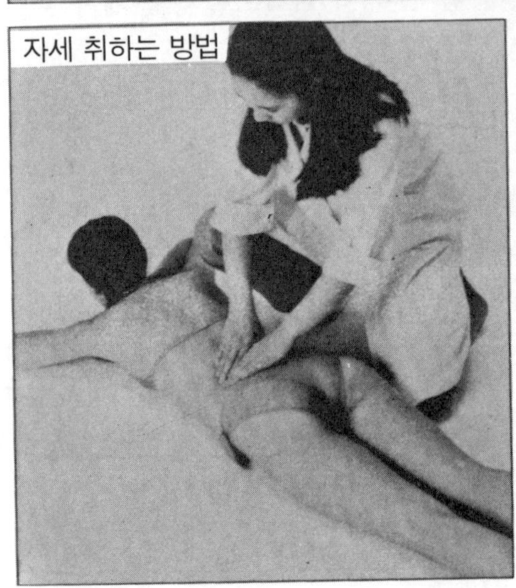

마사지 방법

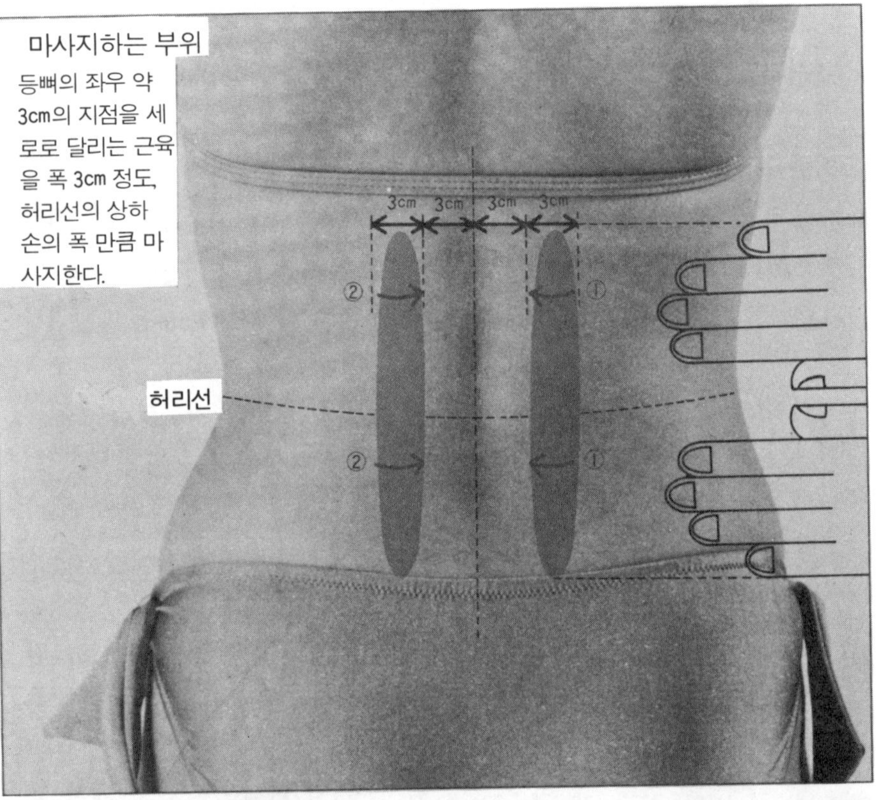

마사지하는 사람은 받는 사람의 옆에 무릎을 세우고 앉는 자세. 등뼈의 양쪽 근육을 양 손의 엄지손가락과 4개의 손가락을 떨어지게 해서 붙잡고, 전후로 요동치듯이 한다.

② 마사지로 고친다

엉덩이, 다리, 복부의 결림을 푼다

허리가 끝나면 엉덩이에서 다리에 걸쳐 배를 마사지한다.

엉덩이와 다리의 마사지

① 엉덩이의 근육이 끝나는 부분에 있는 움푹 패인 곳에서부터 똑바로 아래로 내려가 장단지가 있는 구역, 그러니까 꼭 승부 급소에서 승산까지에 해당하는 범위를 마사지한다.

② 마사지를 받는 사람은 허리의 경우와 마찬가지로 엎드려 눕고 치료하는 사람은 다리의 옆 위치에서 무릎을 세운 자세가 되어 마사지 구역이 이동하는 것에 맞추어 위치를 바꾸어간다.

③ 먼저 양쪽 구역에 양 손바닥을 세로로 딱 붙여서 가볍게 문지른다(경찰). 맨처음은 가볍게, 점차 힘을 넣어가는 것은 허리의 경우와 똑같다.

④ 다리는 손가락 끝만으로 문지르면 아프기 때문에 손바닥의 손목 부분근육[수근(手根)]을 사용할 것. 한쪽 다리의 근육에 손목 근육을 대고 손바닥 전체로 다리를 붙잡듯이 해서 근육을 직각으로 자르는 듯한 느낌을 가지고 체중을 싣고서 '하나, 둘'하고 천천히 앞 방향으로 눌러 들어간다.

⑤ 다음에 손의 힘을 빼고 띄워서 근육의 맞은편 쪽에 수근을 옮겨

‘셋 넷’ 하고 천천히 이쪽으로 옮겨 누른다.

⑥ 방향은 상하 어느 쪽이든 상관없다.

한쪽 다리가 끝나면 또 한쪽 다리를 같은 식으로 마사지한다.

배의 마사지

① 마사지를 받는 사람은 배를 표면으로 해서 똑바로 눕는다. 치료하는 사람은 그 옆의 위치에서 무릎을 세운 자세로.

② 마사지하는 것은 배꼽의 주위와 배꼽에서 손가락 3개 폭 좌우로 간 곳에서부터 상하 각각 손바닥 폭의 길이로 3cm 폭의 위로 퍼진 경사진 구역이다.

③ 먼저 양 손바닥으로 배꼽의 좌우 구역을 동시에 가볍게 배꼽에서부터 바깥쪽을 향해 경찰한다.

④ 이번에는 양 손을 겹쳐서 산을 만들어 배꼽 위로 모자처럼 씌워서 배꼽은 누르지 않고 그 주위만을 오른쪽으로 돌리면서 압박을 가한다.

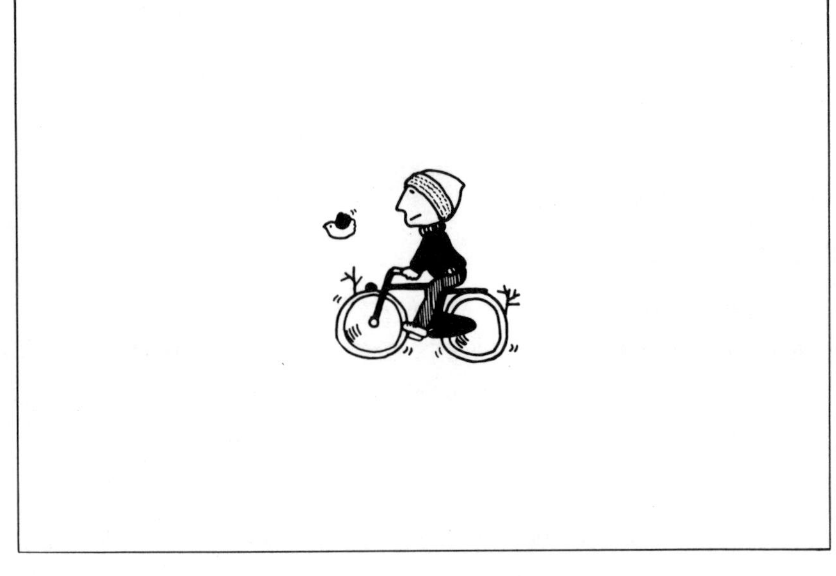

⑤ 그것이 끝나면 양 손을 겹쳐서 배꼽의 좌우에 있는 구역 가운데 손 앞 쪽에 수근을 대고, 4개의 손가락을 배꼽을 넘어 건너편 쪽의 구역에 댄다.

⑥ 먼저 수근에서 '하나, 둘' 하고 천천히 이쪽으로 향하는 쪽으로 힘을 넣고, '셋, 넷'에서 4개의 손가락으로 반대 방향에서 이쪽으로 돌아온다.

내장에 강한 자극을 주지 않도록 하고 너무 힘이 들어가지 않도록 하며, 배를 젓는 요령으로 누르고 되돌아오는 식으로 반복하는 것이 중요하다.

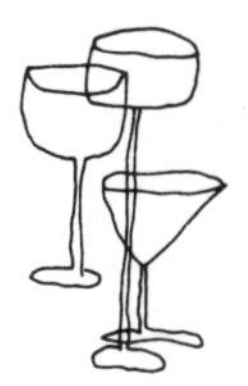

배의 마사지는 너무 힘을 주지 않도록 하고 노를 젓는 요령으로.

마사지하는 부위(배쪽)

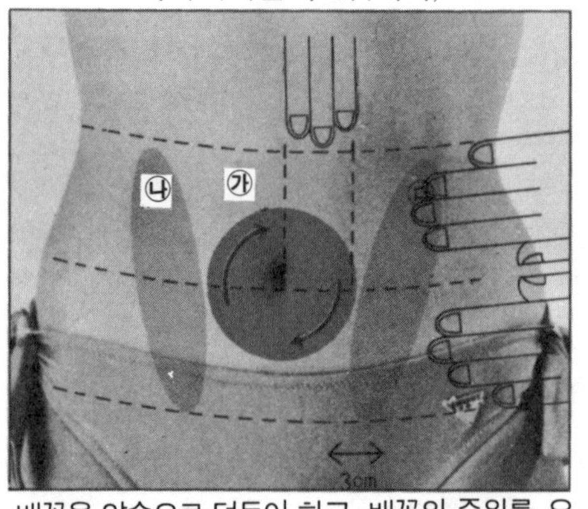

배꼽을 양손으로 덮듯이 하고, 배꼽의 주위를 오른손으로 돌리면서 압박을 하고, 배꼽에서 손가락 3개 폭 좌·우로 가서 배꼽 위·아래를 각각 손의 폭의 길이인 3cm 폭으로 움직여 간다.

마사지 하는 부위(엉덩이 → 다리)

다리의 마사지

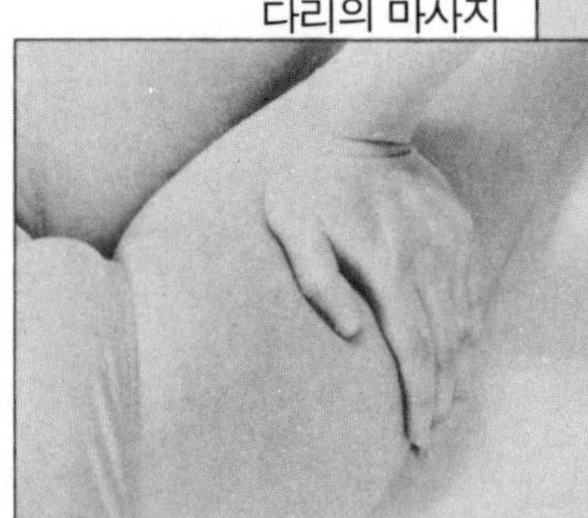

배의 마사지

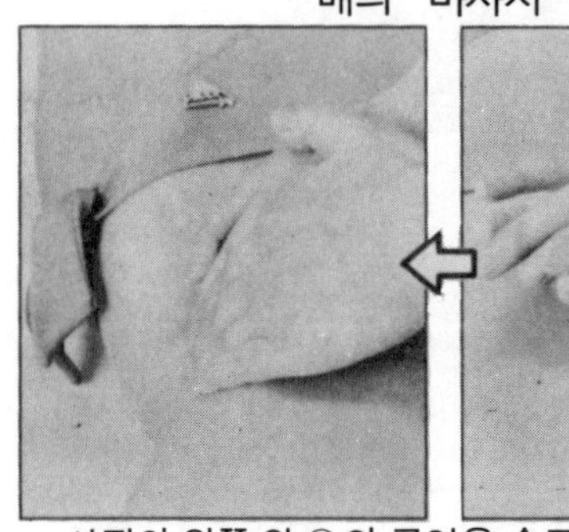

사진의 왼쪽 위 ㉯의 구역을 수근부로 눌러 들어가고, 인지손가락에서 새끼손가락까지의 4개의 손가락을 겹쳐 손 앞쪽으로 끌어당긴다.

배꼽 주위의 마사지

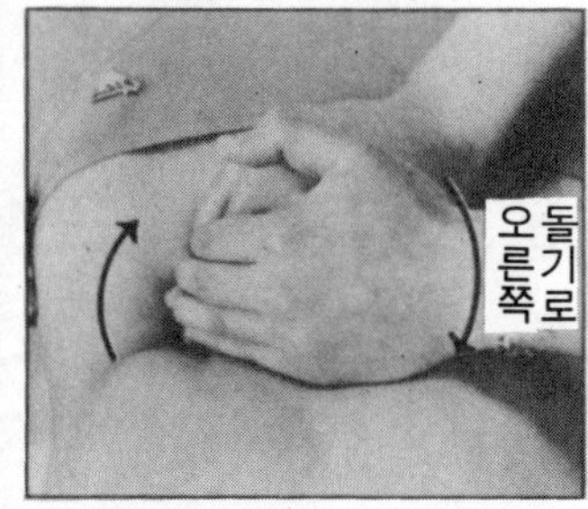

양손을 겹쳐 주머니 같이 하고, 배꼽 위를 덮어서 주위(사진 왼쪽 위 ㉮)를 오른쪽 돌기로 돌리면서 가볍게 압박을 가한다.

① 증상별 요통의 치료방법

찌르는 듯한 통증이 엄습해 올 때

피로가 겹친다든지, 갑자기 부자연스러운 동작을 했을 때 심한 통증이 허리를 엄습해 올 경우가 있다. 이런 때에는 아픈 쪽을 위로 해서 등을 둥글려 누우면 골절과 추간판 헤르니아 등과 같은 중병이 아닌 한 2~3일만이면 편안해진다. 그러나 통증을 더욱 빨리 해소하기 위한 방법은 없는 것일까?

이와 같은 통증이 생긴다는 것은 대개 허리의 근육이 과도하게 긴장해서 수축해 있기 때문이다. 따라서 허리의 근육의 긴장을 풀어주면 통증의 원인을 없앨 수가 있는 것이다. 그러려면 먼저 차갑게 한다든지, 따뜻하게 한다든지 해서 근육의 긴장을 풀어주는 것이다. 특히 통증이 심한 곳에 냉찜질을 하는 것이 효과적이다.

또 하나는 수축된 근육을 무리없는 동작으로 늘여주는 방법이다. 허리의 근육을 늘린다고 하면 대부분의 사람은 등을 뒤로 젖히는 동작을 연상하겠지만, 그것은 잘못된 생각이며, 반대로 등을 구부려주는 편이 허리의 근육을 늘리는 것이 된다.

등을 둥글려서 통증을 없앤다

① 목욕탕에서 사용하는 것 같은 20cm 정도의 낮은 의자를 준비한다.

② 의자에 앉아서 허벅지에 팔꿈치를 대고, 손바닥으로 턱을 받치고

2~3분간 가만히 있는다. 머리를 떠받치면서 허리의 힘을 의식적으로 천천히 빼간다.

③ 머리를 조금 들어올려 보아 통증이 강해지지 않는다면 앞 팔을 허벅지의 위에서 옆으로 내려놓고, 그 손을 받침대로 해서 허리의 근육이 천천히 늘어나도록 머리를 조금씩 앞으로 숙여간다.

④ 손이 바닥에 닿을 때까지 머리가 내려가면 손을 다리 사이에 넣어 바닥을 짚고, 그 손으로 떠받치면서 머리를 될 수 있는 한 낮게 내려 이 자세를 2~3분간 유지한다.

⑤ 이 다음에 잠시 쉬어도 좋고 온열요법을 함께 한다는 의미에서 목욕을 하는 것도 허리 근육을 푸는데 좋을 것이다. 그래도 아직 통증이 심하다고 할 때에는 또 한번 이 동작을 되풀이해 주도록 한다.

냉찜질 방법

① 통증이 심할 때에는 엎드려도 아프기 때문에, 아픈 쪽을 위로 해서 옆으로 눕는다.

② 비닐 봉지에 얼음 2~3개와 소금을 한 움큼 넣고, 통증이 가장 심한 곳에 얼음조각을 대어 힘을 조금씩 주면서 천천히 누른다.

③ 얼음을 대고 약 10초가 지나면 떼어내어 5초 정도 쉰다. 이 반복을 피부가 빨개질 때까지 계속한 뒤 끝나면 물기를 잘 닦아내고, 그 다음은 허리를 차게 하지 않도록 한다.

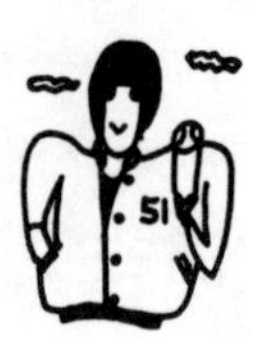

> **먼저 차게 해서 근육의 긴장을 해소시킨다. 등을 둥글게 해도 좋다.**

갑자기 통증이 생겼을 때의 구급법

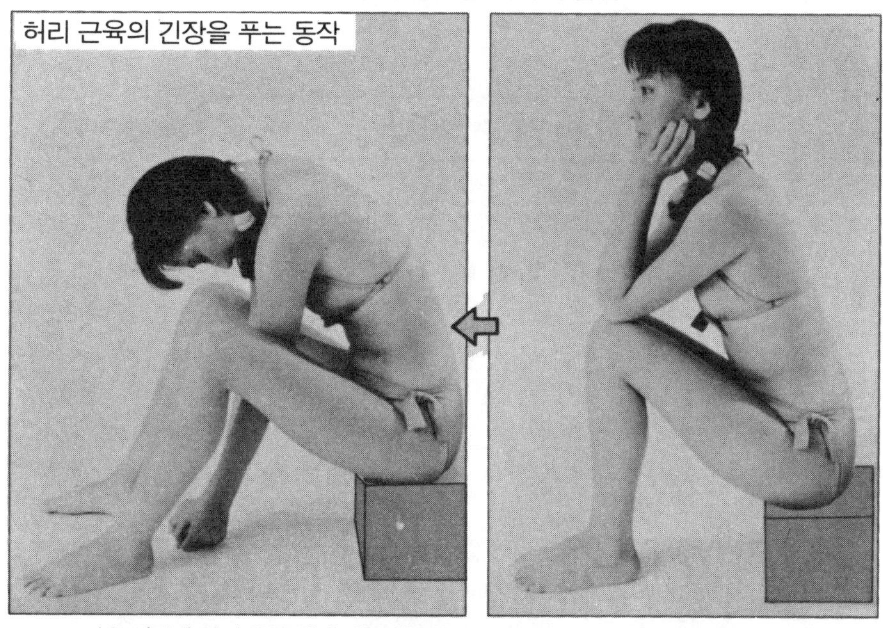

낮은 의자에 앉아 무릎 위에 팔꿈치를 올려 놓고, 손바닥으로 턱을 받친다. 다음에 턱에서 손을 떼고, 팔을 양 다리 사이에 넣고 머리를 조금씩 숙여간다.

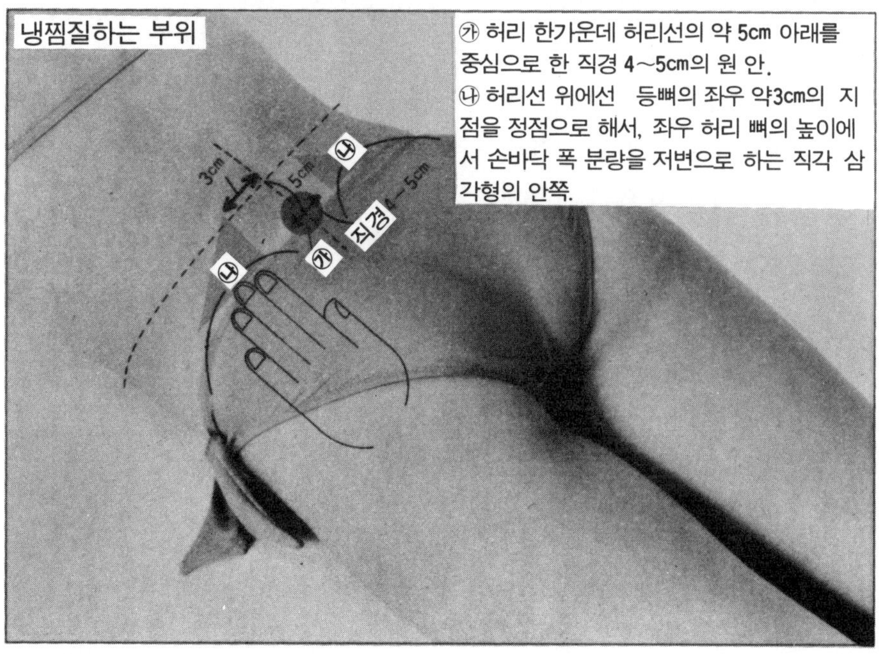

㉮ 허리 한가운데 허리선의 약 5cm 아래를 중심으로 한 직경 4~5cm의 원 안.

㉯ 허리선 위에선 등뼈의 좌우 약3cm의 지점을 정점으로 해서, 좌우 허리 뼈의 높이에서 손바닥 폭 분량을 저변으로 하는 직각 삼각형의 안쪽.

② 증상별 요통의 치료방법

중·노년의 나른한 통증에는

중년을 지나칠 때쯤이 되면 이렇다할 힘든 일을 한 것도 아닌데, 언제부터인지 허리가 무겁게 나른해진다든지 아픈 경우가 자주 있다.

젊을 때에는 체내의 모든 조직에 탄력이 있기 때문에 조금의 무리한 동작은 아무것도 아니다. 그러나 나이를 먹음에 따라 등의 이음새인 추간판이 소모해서 등뼈를 받치고 있는 허리와 배의 근력도 약해지기 때문에 허리에 통증이 일어나기 쉬워지는 것이다. 특히, 배의 근육이 저하되어 허리의 근육에 한층 부담이 가는데, 그 결과 요통이 되어 나타나는 것이 적지 않다.

또 발과 허리가 차가워지면 혈액순환이 나빠져서 근육의 긴장도 강하게 되는 경우가 많은 것이다. 그럴 때에는 아이스논으로 핫팩을 만들어 따뜻이 한다든지 직장에서는 속옷과 웃옷 사이에 카이로를 넣어 아픈 장소를 따뜻이 해준다.

그 외에 허리의 근육을 잡아당긴다든지 복근을 강하게 하기 위해서 다음과 같은 동작을 해보도록 한다.

아침, 이불 속에서

① 눈을 뜨면 잠자리에서 일어나기 전에 이불을 덮은 채로 심호흡을 한다.

② 양 무릎을 세우고 '하나, 둘, 셋, 넷'하고 천천히 세면서 다리를 한 쪽으로 넘어뜨린다.

③ '다섯, 여섯, 일곱, 여덟'하면서 다리를 원래대로 돌리고, 이번에는 반대쪽으로 넘어뜨린다.

④ 이 동작을 좌우 각각 5~6회씩 행하고 한번 호흡하고 나서 일어나면 허리병 예방도 된다.

일하는 도중에

① 1시간 반이나 2시간 정도 책상 위에서 작업을 계속한 후는 다음 동작을. 먼저 상체를 앞으로 기울여도 괜찮을 정도로 의자를 책상에서 떨어지게 한다.

② 무릎 위에 손을 대고 그 손을 받침대로 해서 조금씩 상체를 앞으로 숙여간다.

③ 가슴이 무릎에 닿을 정도가 되어도 허리가 많이 아프지 않다고 한다면 무릎을 벌려서 머리를 숙여간다. 이 동작으로 일 때문에 긴장된 허리의 근육이 늘어나 혈액순환도 좋아진다.

일하는 도중, 전차 속에서

의자에 앉아 있을 때 하루에 3번 정도 행하면 복근 강화에 도움이 된다.

① 상체를 똑바로 해서 '하나, 둘, 셋, 넷' 하고 천천히 배의 근육에 힘을 주어 배를 들어가게 한다.

② 배를 들어가게 한 채로 '다섯, 여섯, 일곱, 여덟' 하며 엉덩이 근육에 힘을 주어 항문 근육을 수축시킨다. 이것을 5~6회 반복한다.

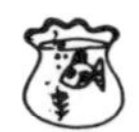

다리·허리를 따뜻이 한다. 아침 침상에서 체조를 하면 하루종일 허리가 편안해진다.

중년의 허리 피로 치료법

편안한 자세 열탕으로 따뜻이 한 아이스논을
따뜻한 타월로 싸서 허리 밑에
깐다.

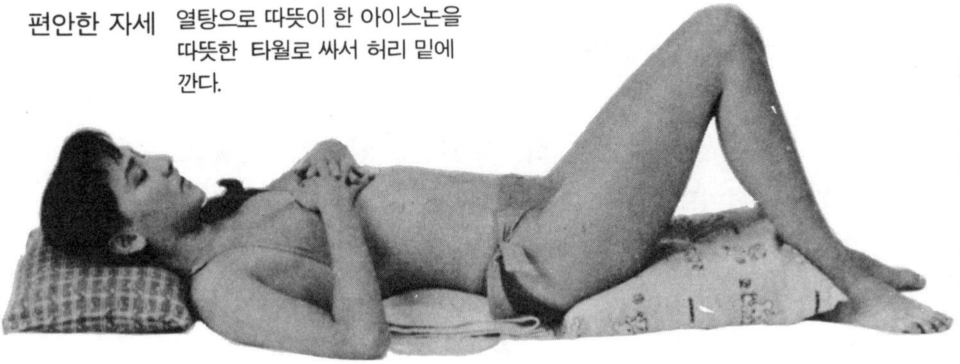

무릎을 좌우로
똑바로 누은 채 무릎을 세우고,
무릎을 좌우로 천천히 쓰러뜨린다.

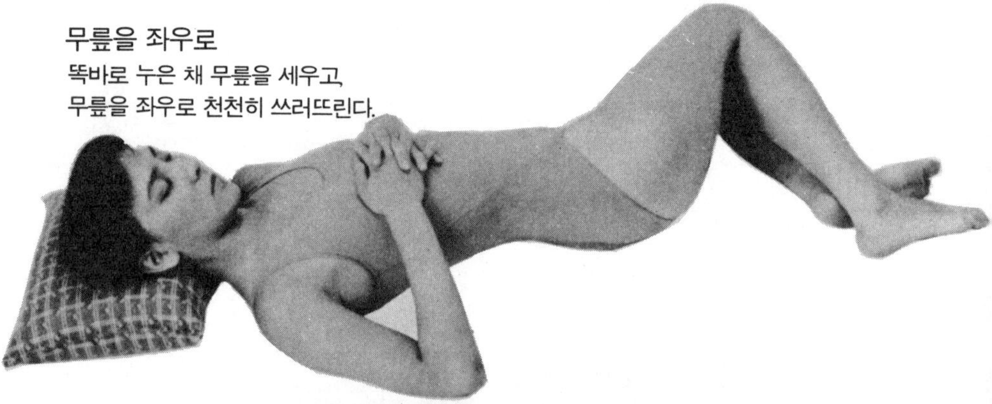

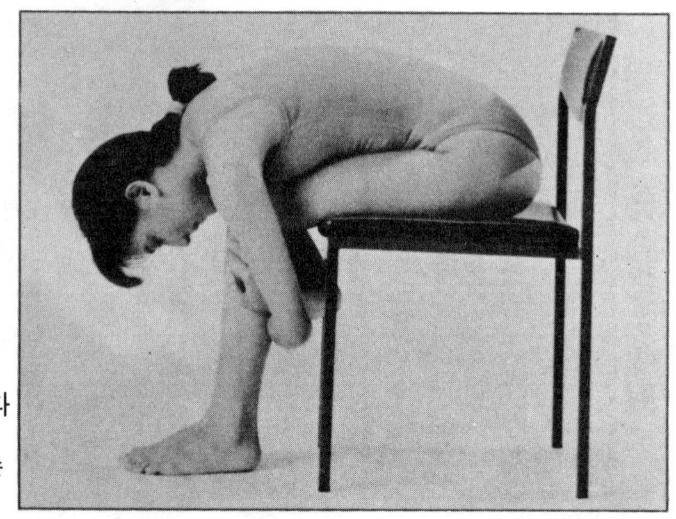

무릎을 감싸 들어간다
의자에 앉은 채 머리를
조금씩 숙여 무릎을 양손
으로 감싸 들어간다.

③ 증상별 요통의 치료방법

회의(會議) 중 피로에서 오는 요통에는

장시간의 회의를 치른 후에는 왠지 허리에 통증이 오게 된다.

이것은 허리 근육이 장시간 같은 상태로 긴장을 계속하고 있었기 때문이다.

그 의미에서는 운전도 같은데, 역시 요통으로 고민하는 일이 적지 않다.

이런 때는 또한 계속 앉아 있기 때문에 혈액이 발쪽에 내려가므로 혈행이 나빠져 있다. 장시간 계속 앉아 있은 뒤에는 허리의 급소를 자극해서 근육의 긴장을 풀어줌과 동시에 다리의 급소를 지압한다든지 근육을 풀어준다든지 해서 혈액의 순환을 좋게 해 주도록 한다.

지금부터 소개하는 방법은 모두다 점심 식사와 같은 잠깐의 휴식시간에 사무실 안이나 전차 안에서도 할 수 있는 것들이다.

또 매일같이 목욕 타올을 둥글려서 의자와 엉덩이 사이에 넣어서 틈새를 메꾸듯이 해 두면 허리가 덜 피곤해진다.

허리의 지압 방법

① 사용하는 급소는 신유와 지실이다. 신유는 허리선 높이에서 등의 중앙 뼈 끝에서 손가락 2개 폭 좌우로 간 곳, 지실은 신유와 같은 높이에서 신유보다 손가락 2개 폭 바깥쪽으로 나간 부분에 있다.

② 등 받침이 있는 사무용 의자, 혹은 운전석에 앉은 채로 엄지손가락을 뺀 4개의 손가락을 배와 옆구리에 대고 엄지손가락 바닥을 신유에 둔다. 이대로의 자세에서 팔꿈치를 의자 등에 붙이고, 그대로 천천히 의자 등에 기대어간다.

③ 신유가 끝나면 지실을 지압한다. 이것을 3~5회 반복한다

빈 병을 사용해서 허리를 자극한다

① 콜라나 쥬스의 빈 병을 타올로 싼다.

② 그것을 등과 의자 등 사이의 허리선 높이에 두고 몸을 조금 앞으로 해서 등을 누른다.

③ 허리선에서부터 위·아래 각각 손의 폭의 길이 정도의 사이를 병을 이동시켜서 5분 정도 자극한다.

다리의 지압

① 다리의 삼리(三里)와 발바닥의 용천(湧泉) 급소를 지압한다. 삼리는 무릎 아래에서 손가락 4개 폭 내려간 곳에서 경골의 바깥쪽에 있다. 용천은 발의 제2발가락과 제3발가락 사이에서 5cm 정도 아래로 내려가 움푹 패여진 곳에 있다.

② 의자에 앉은 채로 한쪽의 발을 다른 한쪽 대퇴부 위에 올려놓고, 삼리와 용천을 번갈아가며 엄지손가락으로 3~5회 반복해서 누른다. 다른 한쪽의 발도 같은 식으로 지압한다.

③ 지압이 끝나면 역시 다른 쪽의 발을 대퇴부 위에 올려놓고 장단지 근육을 양 손으로 붙잡듯이 문지른다.

> 다리와 허리의 급소를 지압해서 혈액 순환을 좋게한다.

회의 중 피로, 드라이브 중 피로에서 편안해지는 요통 치료법

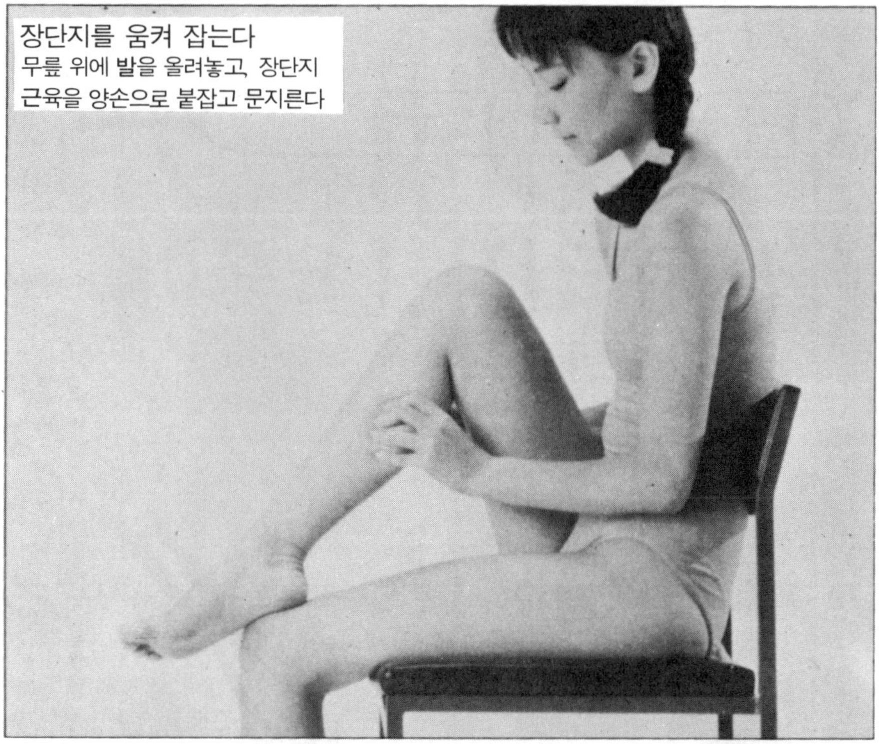

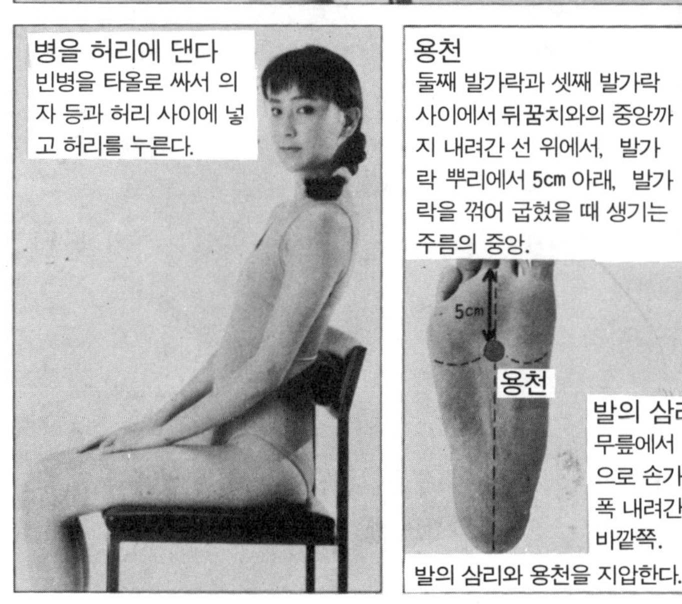

장단지를 움켜 잡는다
무릎 위에 발을 올려놓고, 장단지 근육을 양손으로 붙잡고 문지른다

병을 허리에 댄다
빈병을 타올로 싸서 의자 등과 허리 사이에 넣고 허리를 누른다.

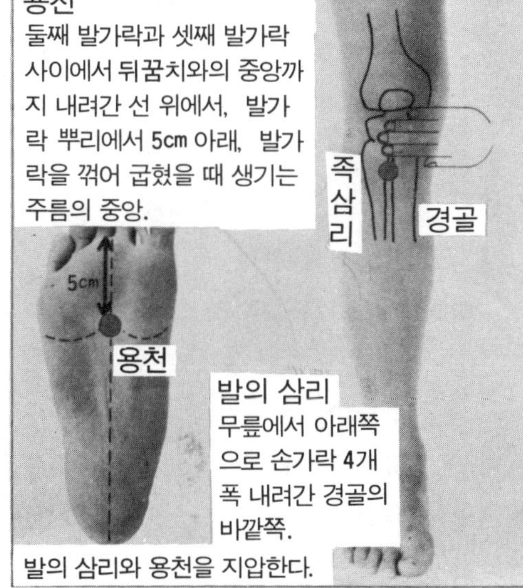

용천
둘째 발가락과 셋째 발가락 사이에서 뒤꿈치와의 중앙까지 내려간 선 위에서, 발가락 뿌리에서 5cm 아래, 발가락을 꺾어 굽혔을 때 생기는 주름의 중앙.

발의 삼리
무릎에서 아래쪽으로 손가락 4개 폭 내려간 경골의 바깥쪽.

발의 삼리와 용천을 지압한다.

④ 증상별 요통의 치료방법

골프로 갑자기 요통이 생겼을 때

골프는 한쪽 방향만 세게 허리를 비트는 운동으로 좌우 밸런스를 잡을 수 없는 스포츠이다. 그래서 매일 몸을 단련시키지 않은 사람이 갑자기 글러브를 휘두르면 허리에 통증이 생기는 것이다.

골프 요통은 젊은 사람의 경우에는 허리가 잘 돌아가기 때문에 치는 방향과 반대 쪽, 연령이 높은 사람이나 뚱뚱한 사람은 허리의 회전이 나쁘기 때문에 치는 방향과 같은 쪽에 일어나기 쉬운 것이다. 치료는 통증이 있는 쪽의 허리를 중심으로 행한다.

골프를 할 때 자주 사용되는 근육은 등뼈의 양쪽에 있는 척추기립근, 조골의 12번째부터 장골(腸骨)의 위 안쪽에 붙어있는 요방형근(腰方形筋), 옆구리의 복사근(腹斜筋), 다리의 근육 등이다. 치료는 지압과 마사지를 합해서 행한다.

허리의 마사지와 지압

① 등의 중앙에서 3cm 좌우로 간 곳에서 3cm 폭으로 허리선의 상하 각각 손의 넓이 폭 만큼의 길이가 마사지를 하는 범위이다.

② 치료하는 사람은 허리 옆에 무릎을 세우고 앉아 양 손바닥을 두 개의 존에 직각으로 대고, 맨처음은 가볍게 서서히 힘을 가하면서 경찰한다.

③ 허리선 높이에서 등뼈가 튀어나온 곳 아래에서부터 손가락 4개 폭 바깥쪽으로 나간 곳에 있는 급소가 지실이다.

이 좌우의 지실에 엄지손가락 바닥을 대고 천천히 몸을 앞으로 기울이면서 비스듬히 강하게 눌러 들어간다. 3~5회 반복한다. 한쪽만 아픈 사람은 아픈 쪽의 지실을 지압해 준다.

④ 등뼈를 넘어서 두 개 구역의 손 앞쪽에 엄지손가락을 대고 맞은편 쪽에 4개의 손가락을 댄다.

⑤ 배의 노를 젓는 요령으로 엄지손가락을 천천히 손 앞쪽에서 맞은편으로 눌러들어간 뒤, 다음은 4개의 손가락 바닥으로 반대로 손 앞쪽으로 끌어당긴다. 이 마사지를 하면 배쪽의 복사근의 긴장도 동시에 풀어질 수가 있다. 5분 정도 계속한다.

엉덩이와 다리의 마사지

① 엉덩이 근육이 끝나는 곳에 있는 움푹 패인 곳에서 똑바로 장단지까지를 허리의 구역과 똑같은 식으로 양 다리를 함께 경찰한다.

② 이번에는 한쪽 다리의 근육의 손 앞쪽에 손바닥의 손목 근육(수근)을 대고 손바닥 전체를 다리에 붙여서 근육의 흐름과 직각의 방향으로 천천히 눌러 들어간다.

③ 손의 힘을 빼고, 근육의 반대 방향으로 손목 근육을 이동시켜 손 앞으로 되돌아온다.

④ 마사지하는 부위에 맞추어 치료하는 사람도 위치를 바꾼다. 한쪽씩 맞추어서 5분 정도 계속한다.

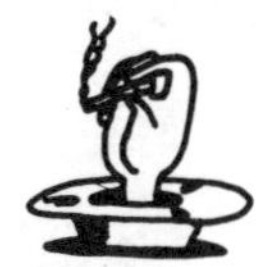

> 허리의 급소 '지실'을 아픈 쪽만 지압한다. 마사지도 잊지 않도록.

골프 요통 치료법

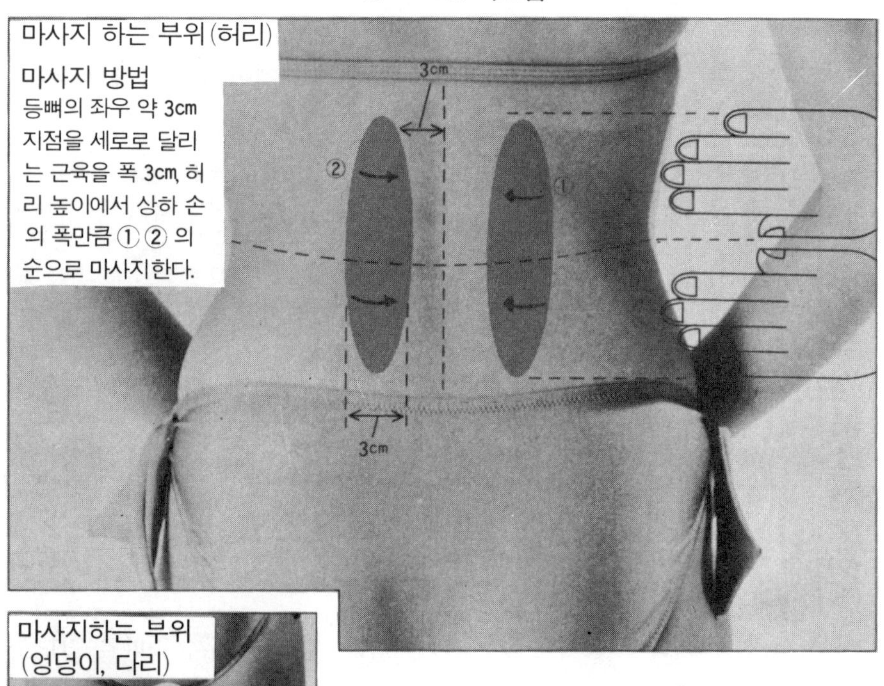

마사지 하는 부위(허리)

마사지 방법
등뼈의 좌우 약 3㎝ 지점을 세로로 달리는 근육을 폭 3㎝, 허리 높이에서 상하 손의 폭만큼 ① ② 의 순으로 마사지한다.

마사지하는 부위 (엉덩이, 다리)

좌우 지실을 엄지손가락 바닥을 사용해서 안쪽으로 경사지게 눌러 들어간다.

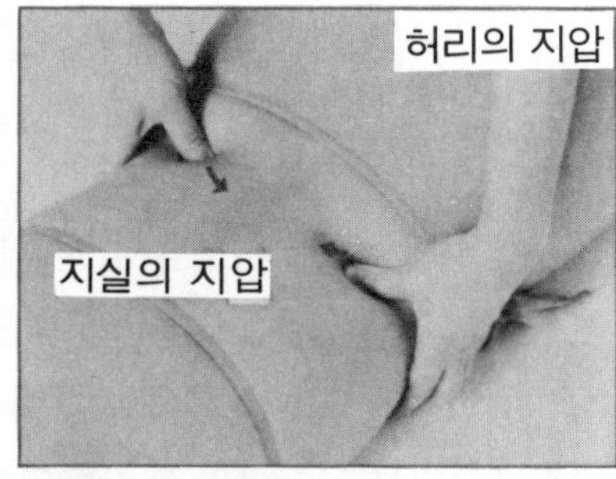

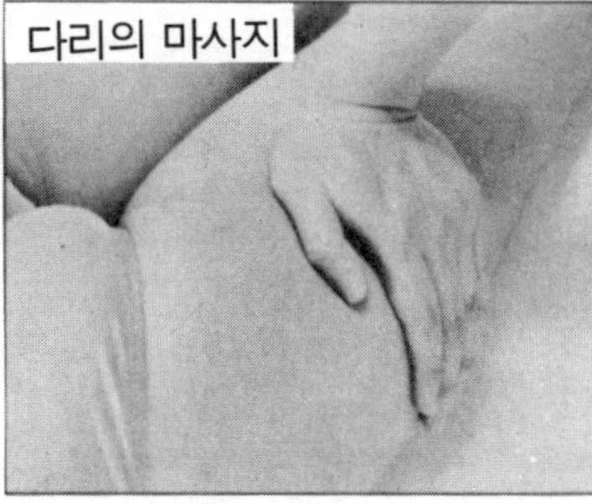

손바닥 근육을 사용해서 근육의 흐름과 직각으로 (왼쪽 사진 → 방향으로) 근육을 누르고, 다음에 원래로 돌아간다.

⑤ 증상별 요통의 치료방법

여성 특유의 허리 통증에

여성에게는 여성 특유의 허리 통증이 있다. 특히 많이 알려진 것은 생리통이 심한 사람, 변비에 걸리기 쉬운 사람, 냉증이 있는 사람들이 그러하다. 이러한 경향이 강한 사람은 배의 왼쪽에 울혈이 일어나기 쉽기 때문에 그 부분을 정성스럽게 치료한 후, 허리, 다리의 치료도 함께 행한다.

배의 지압과 마사지

① 사용하는 급소는 하복부 왼쪽의 천추, 대거, 수도, 중극의 4개이다. 천추(天樞)는 배꼽 높이에서 배꼽으로부터 손가락 3개 폭 좌우로 간 곳에 있다. 대거(大巨)는 천추에서 손가락 3개 폭 바로 아래에, 수도(水道)는 대거에서 또 바로 아래쪽으로 손가락 3개 폭 나간 곳, 중극(中極)은 수도와 같은 높이에서 배꼽 바로 아래에 각각 있다.

② 치료를 받는 사람은 배를 내고 똑바로 눕는다.

③ 먼저 배꼽의 왼쪽 급소 주변을 한쪽 손바닥으로 가볍게 문지른다.

④ 다음으로 지압을 행한다. 양 손의 4개의 손가락을 겹쳐 천추에 대고 몸을 앞으로 기울여가며 서서히 체중을 싣고 천천히 손가락을 뗀다. 대거, 중극, 수도도 같은 식으로 지압을 해나가고, 또다시 천추로 되돌아온다. 이 과정을 전부 해서 3~5회 반복한다.

⑤ 지압이 끝나면 똑바로 누운 채로 속옷과 겉옷 사이에 카이로를 넣고, 지압을 행한 급소 주변에 카이로를 놓아 15분 정도 따뜻이 한다.

허리의 지압

① 허리의 급소도 좌우 함께 지압한다. 급소는 등뼈가 튀어나온 바깥쪽에서부터 손가락 2개 폭 좌우로 가고, 웨스트 라인에서부터 손가락 4개 폭 아래로 간 곳에 있는 대장유, 그곳에서 손가락 4개 폭 아래로 내려간 소장유, 또한 거기서 손가락 2개 폭 내려간 방광유, 방광유에서 손가락 2개 폭 안쪽에 있는 차료(次髎), 방광유에서 손가락 2개 폭 바깥쪽으로 간 포황, 포황(胞肓)에서 손가락 2개 폭 아래의 질변(秩邊), 이렇게 6군데이다.

② 이들 급소의 주변을 함께 경찰한 후에 양쪽 급소를 동시에 엄지손가락 바닥을 대고 체중을 실어 천천히 누른다.

대장유, 소장유, 차료, 방광유, 포황, 질변의 순으로 3~5회 반복 지압한다.

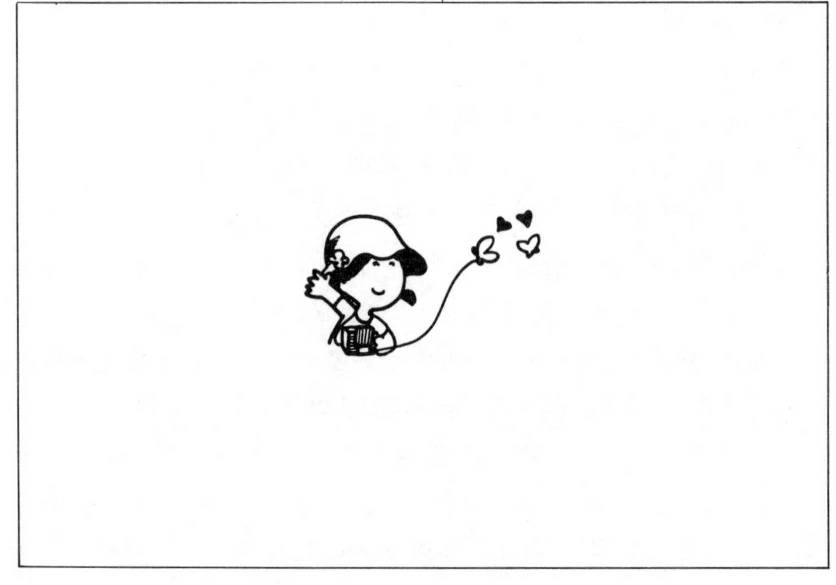

다리의 지압과 따뜻이 하는 방법

① 사용하는 급소는 안쪽 복사뼈에서 손가락 4개 폭 위로 올라가서 경골의 뒤쪽에 있는 삼음교(三陰交), 안쪽 복사뼈의 바로 뒤에서 맥을 연결하고 있는 곳에 있는 태계(太谿)이다.

② 앉아서 허벅지 위에 한쪽 다리를 올려놓고, 두 개의 급소를 3~5회 반복해서 지압한다.

③ 지압이 끝나면 의자에서 내려와 배를 따뜻하게 했던 카이로를 발 안쪽에 깔고 15분 정도 따뜻이 한다. 발의 치료만이라면 회사에서도 가능하다.

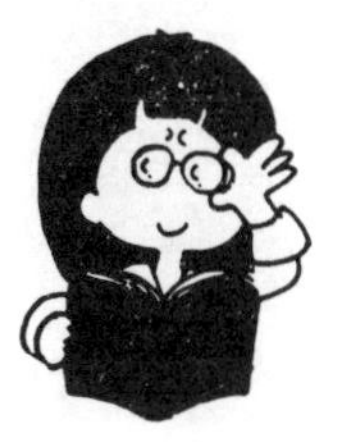

> 배의 왼쪽을 정성스럽게 지압해서 따뜻이 한다.
> 다리와 허리도 잊지 않도록.

여성 특유의 요통에 효과 있는 배의 급소 지압

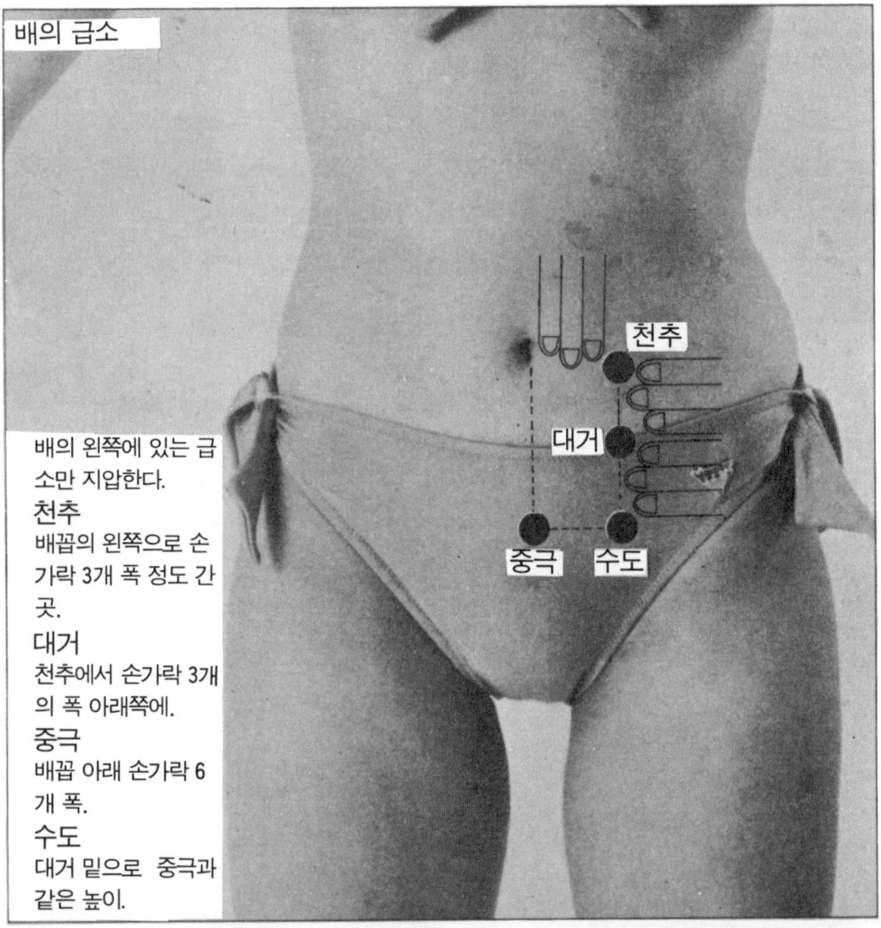

배의 급소
천추
대거
중극
수도
배의 왼쪽에 있는 급소만 지압한다.
천추
배꼽의 왼쪽으로 손가락 3개 폭 정도 간 곳.
대거
천추에서 손가락 3개의 폭 아래쪽에.
중극
배꼽 아래 손가락 6개 폭.
수도
대거 밑으로 중극과 같은 높이.

다쓰고 난 카이로로

배의 왼쪽을 따뜻이 한다.

지압 방법

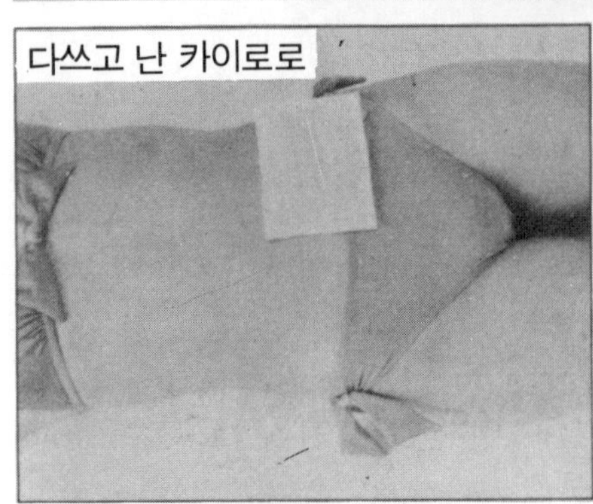

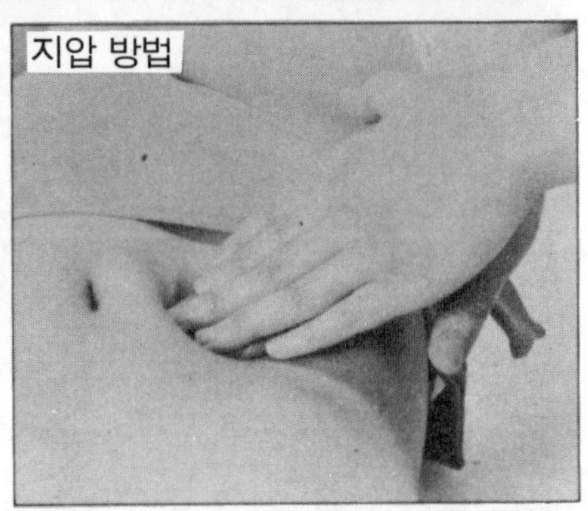

양 손의 엄지를 제외한 4개 손가락을 겹쳐 누른다.

여성 특유의 요통에 효과 있는 허리의 급소 지압

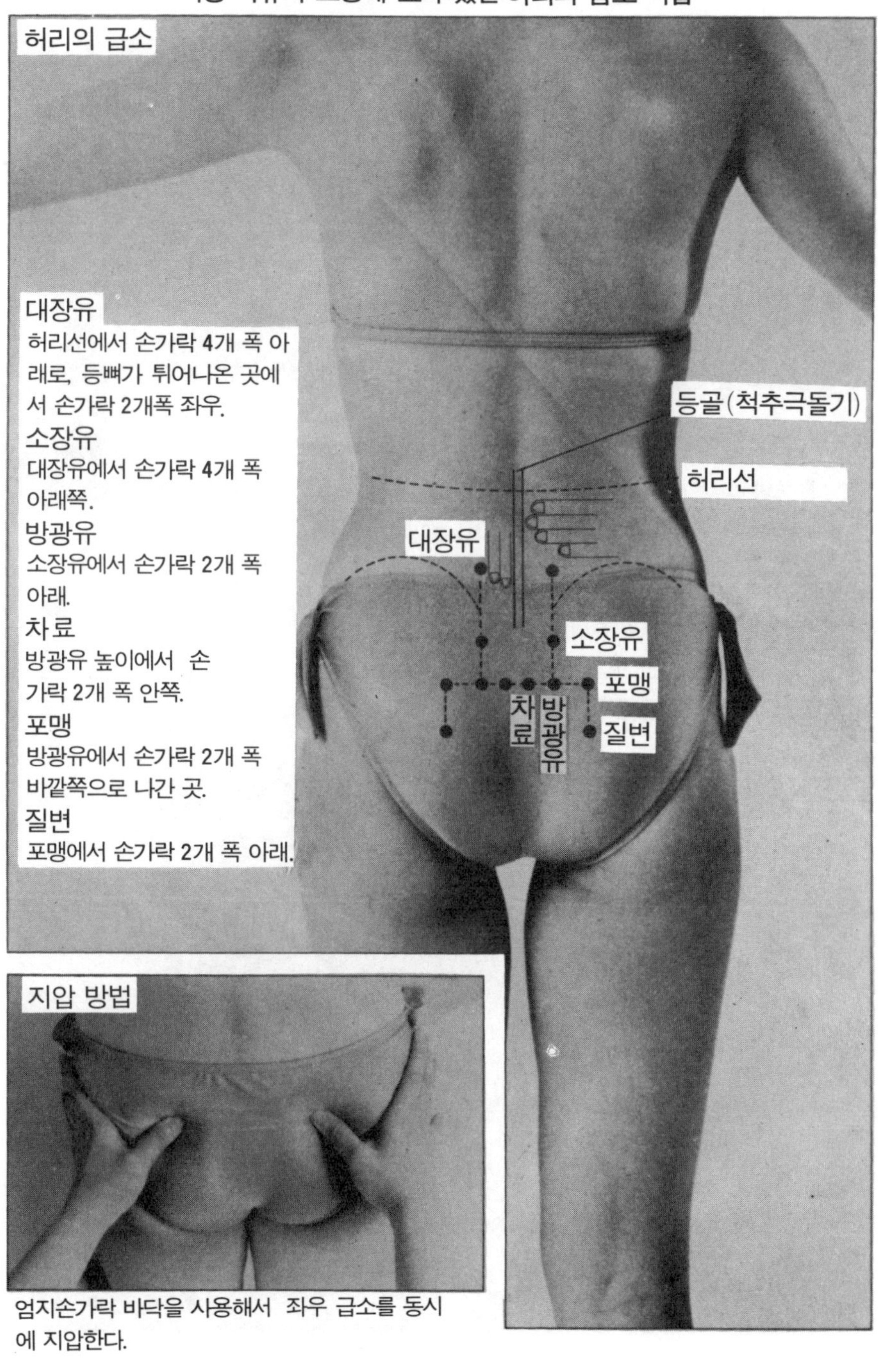

허리의 급소

대장유
허리선에서 손가락 **4**개 폭 아래로, 등뼈가 튀어나온 곳에서 손가락 **2**개폭 좌우.

소장유
대장유에서 손가락 **4**개 폭 아래쪽.

방광유
소장유에서 손가락 **2**개 폭 아래.

차료
방광유 높이에서 손가락 **2**개 폭 안쪽.

포맹
방광유에서 손가락 **2**개 폭 바깥쪽으로 나간 곳.

질변
포맹에서 손가락 **2**개 폭 아래.

지압 방법

엄지손가락 바닥을 사용해서 좌우 급소를 동시에 지압한다.

여성 특유의 요통에 효과있는 발의 자극

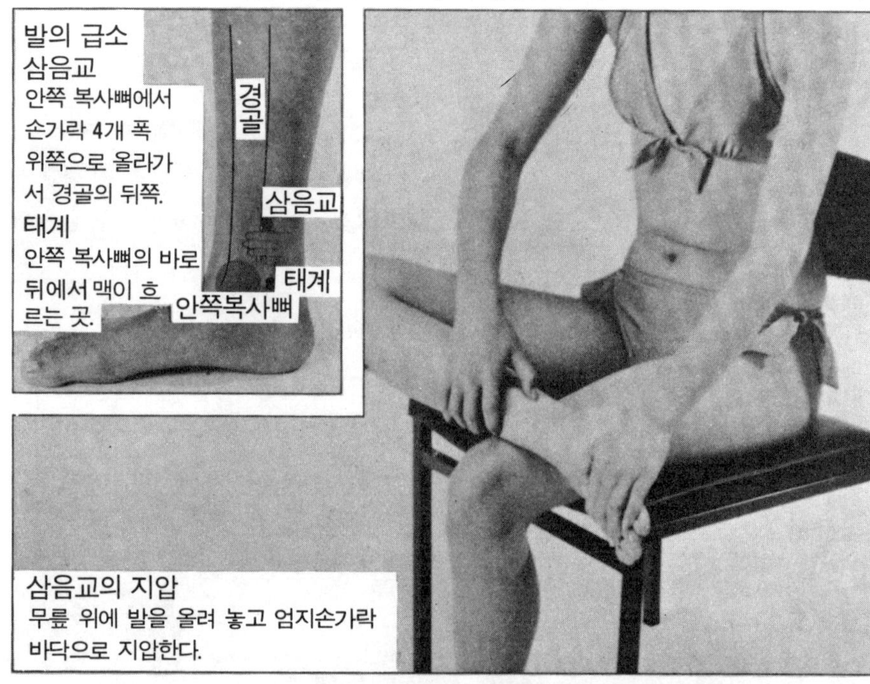

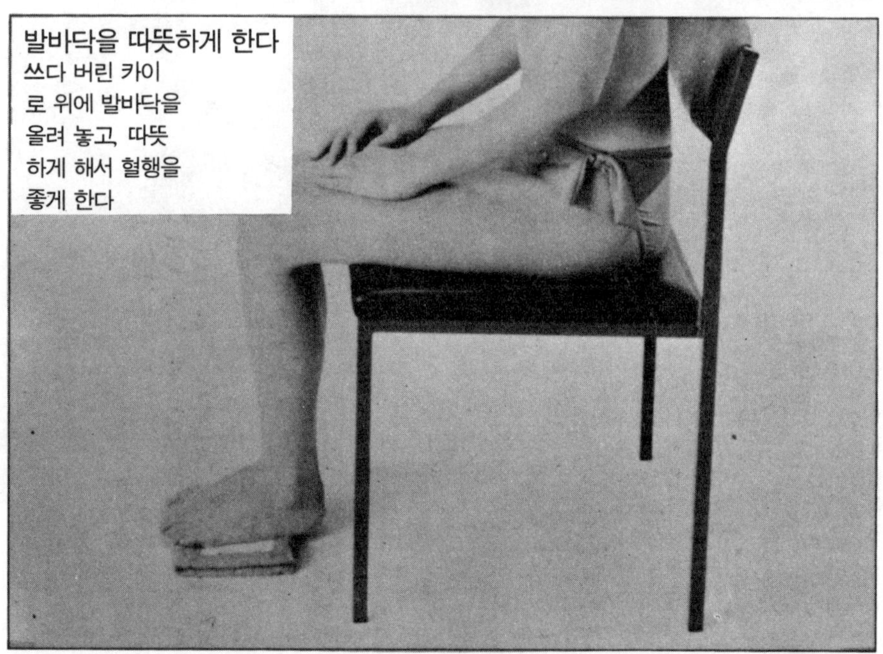

목욕을 이용해서 치료한다

매일 하는 목욕도 하는 방법을 조금만 개발함으로써 훌륭한 온열 치료가 된다. 샤워에서 나오는 힘찬 물줄기도 적당한 자극이 되기 때문에 이용하지 못할 것은 하나도 없다.

요즈음은 갖가지 입욕제가 시판되고 있기 때문에 온열 효과를 높이는데도 좋을 것이다.

목욕통(욕조) 이용법

① 샤워로 몸을 깨끗이 한 후 욕조의 가장자리를 붙잡고 몸을 옆으로 해서 천천히 욕조로 들어간다. 이 방법이 허리에 부담이 덜 간다.

② 온도는 너무 뜨겁지 않은 41~42도가 좋을 것이다. 1~2분간 어깨까지 담구어 전신을 따뜻히 하고, 욕조의 가장자리를 양 손으로 잡고 다리를 욕조 바닥에 붙인 채로 있는다.

③ 이 자세가 되면 허리의 근육이 당겨져서 긴장이 풀려진다. 게다가 뜨는 힘에 의해서 몸의 무게가 받쳐지기 때문에 물 밖에서 이 자세를 취하는 것보다도 훨씬 편안하게 허리의 근육을 풀 수가 있는 것이다. 욕조 가장자리를 붙잡고 있는 시간은 샤워와 합해서 거의 10분간, 욕조에만 있는 경우라면 15분 정도가 좋을 것이다.

④ 통증이 급히 생긴 급성기가 아니라면 욕조의 벽에 등을 대고 발

을 앞으로 내어 무릎을 세우고 앉는 자세로 지압을 해도 좋을 것이다.

⑤ 급소는 허리선 높이에서 등뼈가 튀어나온 곳 끝에서 손가락 2개 폭 좌우로 간 신유, 또한 손가락 2개 폭 바깥쪽의 지실, 신유에서 손가락 4개 폭 내려간 대장유의 3군데이다. 양 손의 엄지손가락을 좌우 급소에 대고, 팔꿈치를 욕조 벽에 붙이고, 상체를 약간 앞으로 기울이면서 손가락 끝에 체중을 싣는다. 3~5회 반복해서 지압해 준다.

효과를 살리는 샤워 사용법

① 따뜻이 하는 장소는 허리에서는 등의 중앙에서 좌우로 3cm 간 곳에 수직선을 따라 허리에서 손의 폭 분량 만큼 아래, 손의 폭 길이의 저변을 잡아 허리선에서부터 손의 폭 분량 만큼 위를 정점으로 한 삼각형 구역이다. 욕조 가장자리를 붙잡고 난 뒤 이 구역에 샤워기를 댄다.

② 좌우 이 삼각형 구역에 따뜻한(45도 정도) 샤워를, 코크를 모두 열어서 3~4분간 맞는다.

③ 허리가 끝나면 배꼽에서부터 손가락 3개 폭 좌우로 간 곳에서 3cm 폭으로 배꼽의 위·아래 각각 손의 폭 분량의 길이의 구역에 2~3분간 샤워를 맞는다.

④ 목욕이 끝난 다음은 허리와 배를 차게 하지 않도록 주의한다.

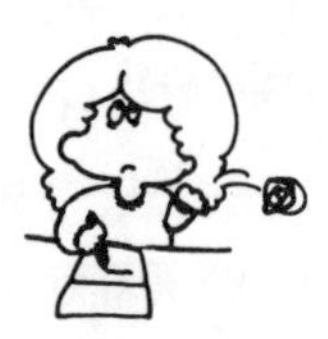

허리와 배에 열 샤워를 세게 한다.

허리결림 · 통증을 없애는 샤워 방법

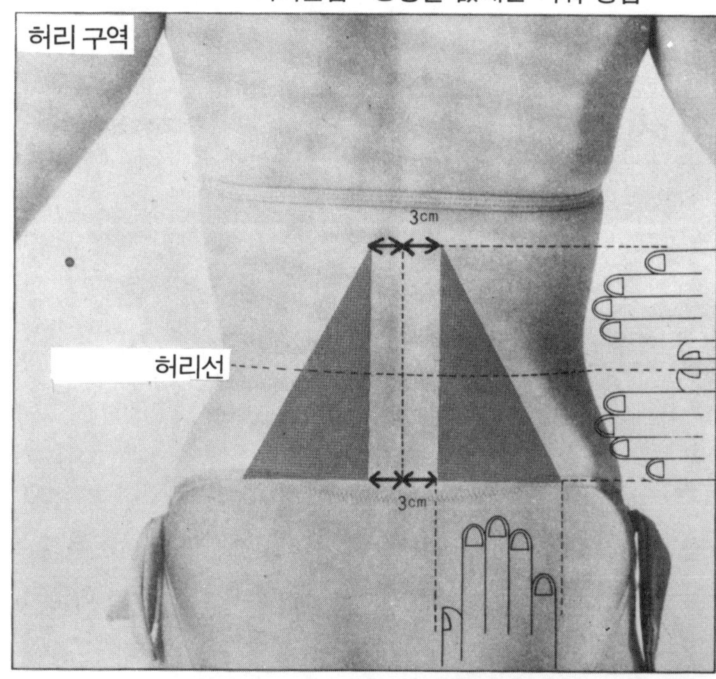

좌우 직각 삼각형
안. 저변은 등뼈
의 중앙에서 약
3cm 떨어진 곳에
서 손의 폭 만큼.
높이는 허리선 상
하 각각 손의 폭.

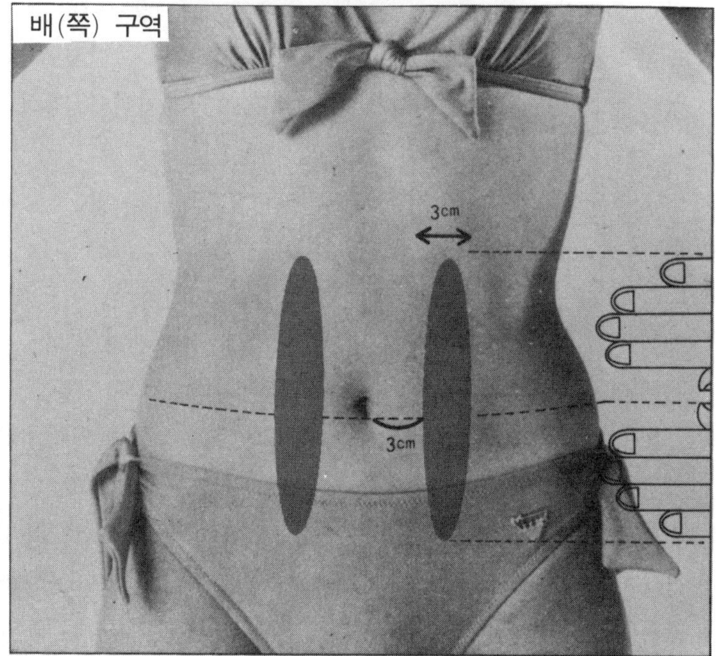

배꼽에서 손가락
3개 폭 좌우로 간
곳에서 약 **3cm** 폭
으로, 배꼽의 상
하 각각 손의 폭
분량의 범위.

✱ 요통의 치료방법

철봉으로 고친다

정형외과에서 행하는 요통 치료법의 하나로 '견인 요법'이 있다. 무릎과 허리 부분이 꺾여져 있는 특제 베드에 누워 골반에 밴드를 매고 그 끝에 추를 달아 등뼈를 견인하는 치료법으로 급성기의 안정을 취할 때나 만성기에 통원 치료를 행하는 경우에 많은 방법이다.

이 견인 요법(牽引療法)의 원리를 응용해서 그리고 더욱 간단한 방법으로 요통을 치료하는 것이 이 철봉 매달리기이다. 자신의 체중을 추로 삼아 허리를 늘린다고 하는 극히 간단한 원리이다.

철봉 매달리기는 어려운 테크닉을 필요치 않지만 적당히 하지 않으면 팔과 어깨가 아플 수 있다.

특히 중·노년의 요통이 있는 사람은 허리와 배의 근육뿐만 아니라 팔과 어깨의 근육도 꽤 약해져 있기 때문에 충분히 주의를 하지 않으면 안된다.

팔, 어깨에 부담을 주지 않고 효과적으로 철봉 매달리기를 하는 데는 약간의 골자만 익히면 된다.

철봉 매달리기의 골자(요점)

① 철봉 매달리기가 붐이었던 몇 년 전부터 철봉이 시판되고 있는데, 전용 기구를 사용하지 않더라도 집에 있는 빨래 장대 등 튼튼한 것을

잘 이용하면 훌륭한 철봉을 만들 수 있다.

② 선 채로 양 팔꿈치를 조금 굽혀 잡는 정도의 높이로 한다. 매달렸을 때 발이 지면에 닿지 않으면 팔과 어깨가 세게 당겨져서 아픈 원인이 되기 때문이다. 팔을 구부리지 않더라도 발이 뜨게 해서는 안된다.

③ 양 손을 어깨 넓이 정도로 벌려 단단히 잡고 매달리면 조금씩 천천히 엉덩이를 낮춰간다. 이 때는 물론 팔꿈치는 뻗고, 어깨에서 엉덩이까지 똑바로 뻗도록 하고, 다리는 앞으로 내어 무릎을 가볍게 구부린다.

④ 매달리는 시간은 1회에 30초 정도이다.

⑤ 회수는 일에 따라 달라지는데, 사무실에서 일하는 사람이라면 2시간 일에 1회, 구부린다든지 허리를 돌리는 등 부자연스러운 자세로 일하는 사람이나 운전사는 1시간에 1회 정도 행하는 것이 이상적이다.

⑥ 회사에 있을 때는 책상과 책상 사이에 서서 양쪽 책상 위에 팔꿈치에서부터 손바닥까지를 올려놓든지, 양 손바닥을 붙이는 것 같은 자세를 하고 무릎을 굽혀 어깨에서 엉덩이까지 똑바로 뻗는데, 이렇게 하면 철봉 매달리기와 같은 효과를 기대할 수 있다.

⑦ 공원에 있는 철봉은 너무 높지 않으니까 이것을 이용하는 것도 한 방법이다.

⑧ 프로 드라이버라면 트럭의 화물대나 포크리프트의 끝에 매달리기를 해도 좋을 것이다.

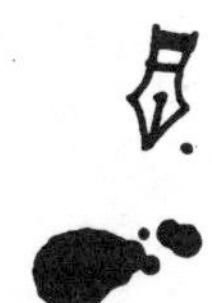

> 가볍게 무릎을 굽혀 허리를 내리고 등근육을 똑바로 잡아당기듯이 하는 것이 요점.

철봉 매달리기의 올바른 방법

나쁜 매달리기 방법

×

발이 바닥에 닿게 매달리기를 하면 어깨와 팔이 아프다.

올바른 매달리기 방법

○

다리를 앞으로 내고 무릎을 굽혀, 등이 똑바로 펴지도록 해서 엉덩이를 내린다.

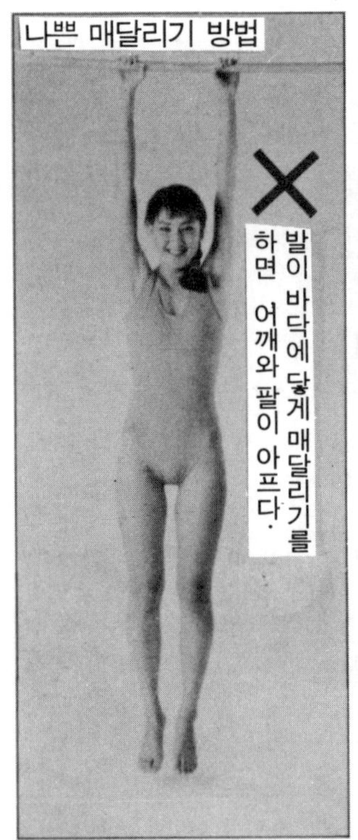

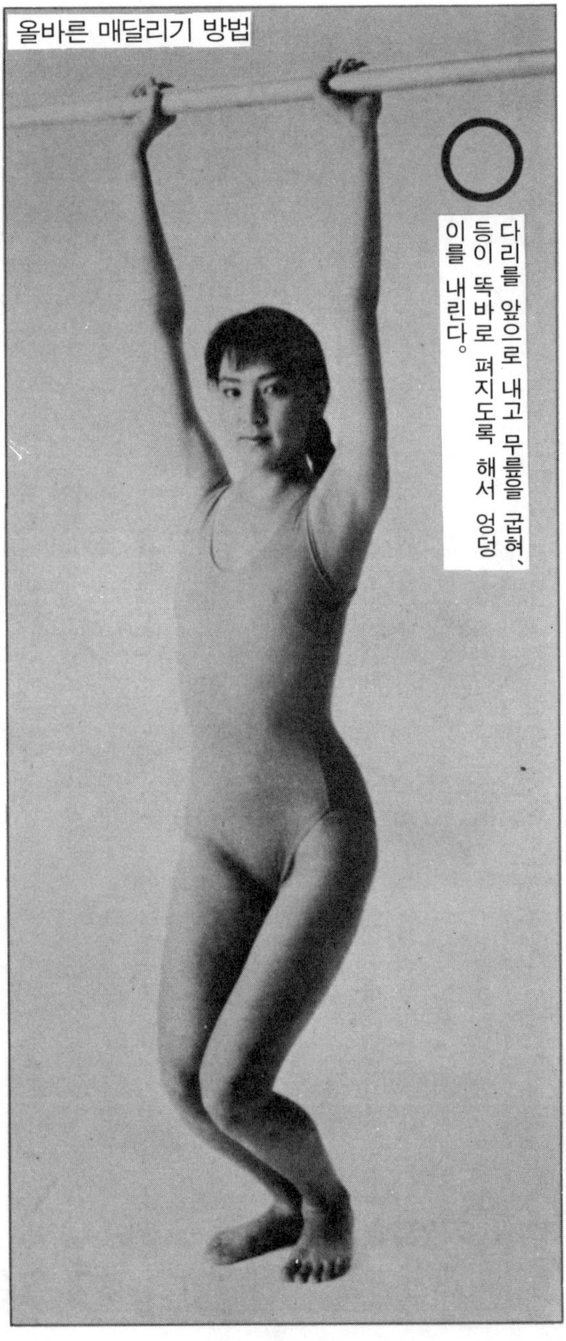

① 체조로 치료한다

통증을 해소하는 메카니즘

요통의 대부분은 운동부족과 노화가 원인이다. 노화는 본질적으로는 막을 수가 없지만, 운동을 함으로써 근육과 힘줄을 강화시킨다. 그러니까 운동에는 노화의 진행을 어느 정도는 늦추는 작용이 있다고 해도 좋을 것이다.

몸을 움직이는 것은 요통의 예방에 굉장히 유효하지만 단순한 예방에 그치지 않고 치료법의 하나로써 널리 활용되고 있다. 아프다고 해서 단지 안정만 취하는 것보다도 적당히 몸을 움직이는 편이 오히려 치료를 빠르게 하기 때문이다.

어쨌든 체조는 스포츠와 달리 어려운 규칙도 없고 테크닉도 필요없다. 약간의 골자만 익혀버리면 가정에서도 직장에서도 짬을 이용해서 간단히 할 수 있다.

요통의 체조 요법은 1973년에 미국의 윌리암스가 제창한 것이 시초이다. 그 이래로 몇 사람의 전문가에 의해 연구가 진전되어 수많은 요통 체조가 고안되어져 왔다. 현재에는 체조 요법의 효과가 널리 인정되어 수많은 정형외과 의사가 요통 예방과 치료를 위해서 행하도록 권유하고 있다.

요통을 일으키고 있을 때는 요추의 동작이 나빠져 있을 뿐만 아니라,

허리와 엉덩이, 다리 근육의 일부가 긴장해서 수축해 있는 것이다.

체조 요법은 무리없는 동작을 함으로써 근육의 긴장을 풀고, 수축되어 있는 근육을 늘려서 요추의 운동도 부드럽게 하려고 한다는 점에 주안을 두고 있다.

근육의 긴장을 푸는 훈련을 함으로써 근육을 긴장시키지 않게 하려면 어떻게 하면 된다는 것도 알게 되기 때문에 치료뿐만 아니라 예방도 되는 셈인 것이다.

또 요통은 허리, 엉덩이, 다리, 배의 근육의 쇠퇴가 원인이 되는 경우가 많은데, 체조를 함으로써 이것들의 근육도 강화시킨다. 이것도 요통 체조를 행하는 하나의 목적이다.

단 요통을 일으킬 때, 그 통증이 심할 때에는 안정하지 않으면 안된다. 어느 정도 통증이 수그러지고 나서 시도해 주기 바란다.

체조 요법의 효과가 유감없이 발휘되는 것은 만성화 되어버린, 흔히 말하는 고질 요통 환자들이다.

여기에서는 비교적 움직임이 적은 체조를 소개하겠다. 근육에 자신이 없는 사람, 오랜 기간 요통으로 고생해 온 사람은 먼저 이 체조를 시작하고 자신이 붙으면 뒤에 나오는 근력이 붙는 체조에 도전하기 바란다.

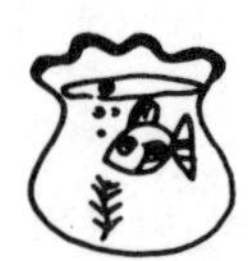

> 요통이 있는 사람은 꼭 동작이 작은 체조에서부터 시작해서 횟수를 늘린다.

요통을 치료하는 체조 ①

복식 호흡
무릎을 세우고 똑바로 누워서 양
손을 볼에 댄다.

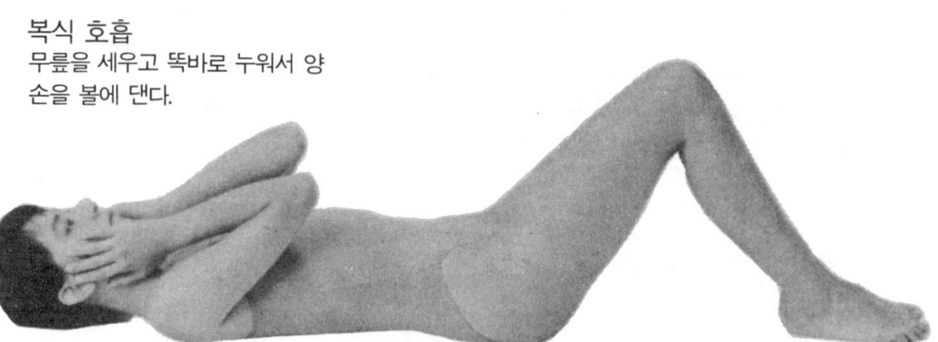

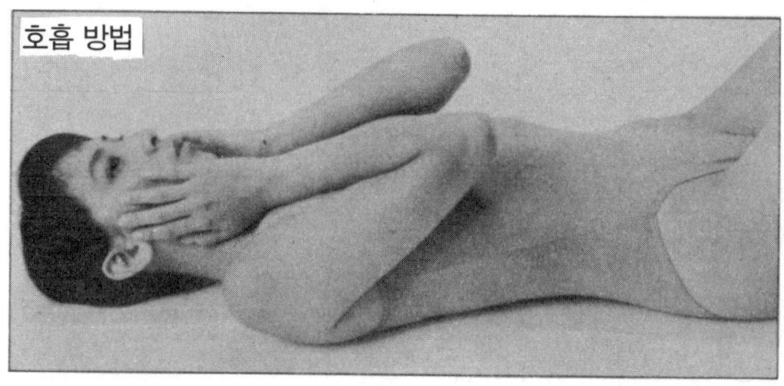

코로 천천히, 충
분히 숨을 들이
마시면서 배를
부풀게 하고, 입
에서 천천히 숨
을 내쉬면서 전신
의 근육의 긴장
을 푼다.

복근 강화 체조
기본 자세에서 천천히 상체를 일
으키고 5초 정도 그대로 자세를
유지한다.

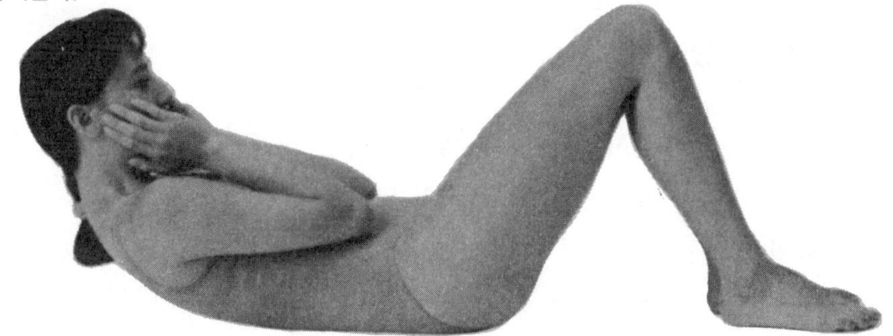

② 체조로 치료한다

특히 효과 있는 체조법의 골자

체조는 한번에 집중해서 행하는 것보다 조금씩 매일 반복하는 것이 매우 효과가 있다.

많이 자 두고, 많이 먹어둘 수 없듯이 체조도 한번에 많이 해 둘 수는 없다.

여기에 예로 든 5가지의 체조를 매일 아침·저녁 2번 반복한다. 5가지를 다할 수 없을 때는 하나나 두개씩 짬을 내어 행하도록 한다. 먼저, 하나의 체조를 2~3번씩 행하고 체조는 합해서 조금씩 횟수를 늘려가도록 한다.

체조하는 방법

① 복식호흡

무릎을 세우고 똑바로 누워서 양 손을 무릎 아래에 댄다.

이 상태로 복식 호흡을 한다. 먼저 코로 천천히 충분히 숨을 들이마셔서 입으로 천천히 내뱉는다.

깊이 숨을 내쉴 때에는 전신의 근육이 자연스럽게 느슨해지기 때문에 그것만으로도 근육의 긴장을 풀 수 있는 것이다. 이 복식 호흡을 체조 전에 5~6회, 그리고 전부 끝난 후에 또다시 5~6회 행한다.

② 상체 일으키기(복근의 강화)

①의 자세에서 천천히 5초 정도를 두고 상체를 일으켜 어깨가 바닥에서 25cm 정도 떨어진 지점에서 5초 정도 이 자세를 유지한다. 원 자세로 돌아올 때도 같은 정도의 시간을 두고 천천히 행한다. 반동을 주어 빨리 하게 되면 별로 복근이 강화되지 않는다. 양 손을 무릎 아래에 대고 일어나는 것이 어렵다고 한다면 손을 몸의 옆구리에 대고 행해도 상관없다.

③ 양 무릎 감싸쥐기(복근을 늘린다)

무릎 관절과 다리 관절을 구부려 오른손으로 오른쪽 다리, 왼손으로 왼쪽 다리의 무릎을 감싸쥔다. 이 자세에서 될 수 있는 한 다리 관절을 벌려 무릎을 옆구리 아래쪽으로 끌어당긴다.

반동을 주면서 행해도 상관없지만, 머리와 어깨를 바닥에서 들어올려서는 안되니까 주의한다.

이 체조를 하면 수축되어 있던 등의 근육이 늘어나 요추의 전만(前彎)을 줄일 수가 있다.

④ 허리 비틀기(요근의 긴장을 푼다)

①의 자세에서 발을 뻗고 상체를 그대로, 한쪽 다리를 다른 한쪽 다리 위에 교차시킨다. 베드 위에서 교차시킨 다리를 베드의 바깥으로 떨어뜨린다. 이때 허리를 비튼다.

좌·우 반복하는데, 특히 허리의 한쪽이 아플 때에는 아픈 쪽의 발을 주로 교차시키도록 한다.

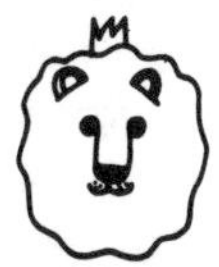

아침·저녁 매일 반복한다. 한 가지의 체조를 처음에는 2~3번씩.

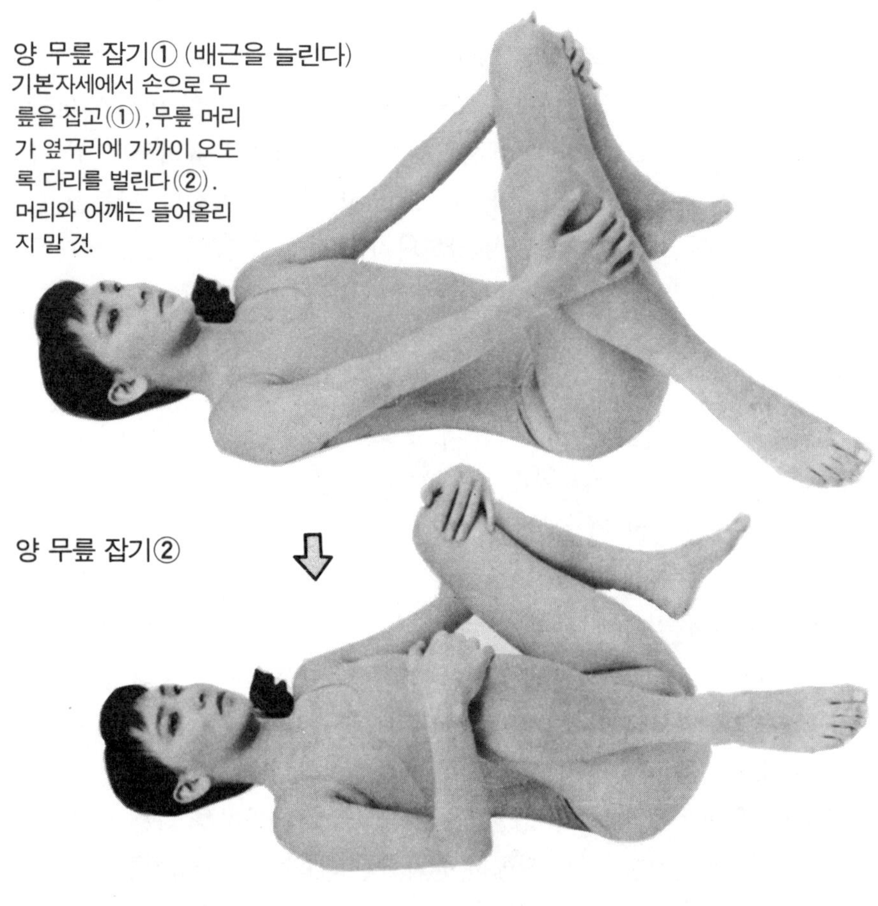

양 무릎 잡기① (배근을 늘린다)
기본자세에서 손으로 무
릎을 잡고(①), 무릎 머리
가 옆구리에 가까이 오도
록 다리를 벌린다(②).
머리와 어깨는 들어올리
지 말 것.

양 무릎 잡기②

허리 비틀기
(요근의 긴장을 푼다)

똑바로 누워 다리를 뻗고, 상체를 구부리
지 않도록 주의하면서 한쪽의 다리를 다
른 쪽의 무릎 위에 교차시킨다.

① 재발을 막는 일상생활의 지혜

올바른 자세 잡는 법

'좋은 자세'라고 하는 것을 대부분의 사람들은 소위 '차려'의 자세를 머리에 떠올린다. 그러나 이 자세는 몸에 너무 힘을 주어서 허리에 부담을 주는 '좋지 않은' 자세이다. 임산부와 같이 배가 나온 자세나, 엉덩이를 빼낸 자세, 등을 구부린 자세 등도 허리에 부담을 주어 좋지 않다.

좋은 자세란 중심선이 귀뿌리에서 어깨, 허벅지 관절의 중앙, 무릎 관절의 약간 앞쪽, 복사뼈 앞을 통과하고 있는 자세일 때를 말한다.

더욱 구체적으로 말하자면 복근에 힘을 주어 배와 항문을 수축시키고, 가슴을 펴지 않고 머리를 풍선처럼 띄우며, 그 아래에 몸 전체가 늘어지는 듯한 자세이다.

하지만 실제로 이 자세를 취하려고 하면 그렇게 간단하지 않다는 것을 알 수 있다. 그래서 올바른 자세를 체득하기 위해서는 다음과 같은 방법으로 연습해 주기 바란다.

올바른 자세 잡는 법

① 벽에 등을 대고 벽에서 20~30cm 떨어져 서서 등을 벽에 딱 붙이면서 밀어붙인다.

② 이때 배에 힘을 주어 배와 항문의 근육을 수축시킨다.

③ 상체의 자세를 흐트리지 않도록 주의하면서 다리를 끌어당겨 벽

에 붙인다. 벽과 허리의 사이에 손바닥이 들어갈 정도의 틈이 생긴 것이 제일 좋고 이렇게 만들어진 자세가 '올바른 자세'이다.

④ 올바른 자세를 취하게 되면 벽이 없는 곳에서도 연습해 본다.

⑤ 걸을 때도 이 올바른 자세에서 어깨에 힘을 주지 말고 자연스러운 상태로 손을 흔들면서 걸음을 옮기면 좋을 것이다. 장시간 서있을 때에는 한쪽 다리를 낮은 대 위에 올려 놓으면 요추를 받치고 있는 근육이 긴장하지 않아서 피곤하지 않게 된다.

바르게 앉는 법

① 앉을 때에도 앞의 올바른 자세가 기본이 된다. 상체가 똑바른 자세를 취한 채 힘을 주지 말고 깊게 허리를 의자에 내려놓는다.

② 등받이가 있는 의자에서는 사이에 틈이 생기지 않도록 엉덩이를 등받이에 꼭 붙이도록 한다. 얕게 앉아서 등받이에 상체를 기울여 앉는 법은 등받이와 엉덩이 사이에 틈을 만들어 허리의 근육에 부담을 주게 된다.

③ 오랜 시간 앉아 있을 때는 다리를 꼬고, 때때로 바꾸어 꼬아준다. 다리를 꼴 때는 아래쪽이 되는 발의 무릎 관절과 허벅지 관절의 각도가 90도가 되는 상태가 좋고 팔걸이가 있을 경우에는 팔걸이에 팔을 걸친다.

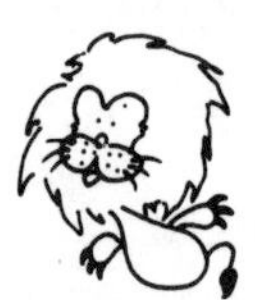

> '차려' 자세는 나쁜 자세. 올바른 자세는 벽을 사용해서 익힌다.

이렇게 하면 올바른
자세를 누구라도 잡
을 수 있다
벽에서 20～30㎝ 떨어져
서서, 등 전체를 벽에 딱
붙이고 뒷꿈치가 벽에 접
할 때까지 다리를 뒤로
당긴다.

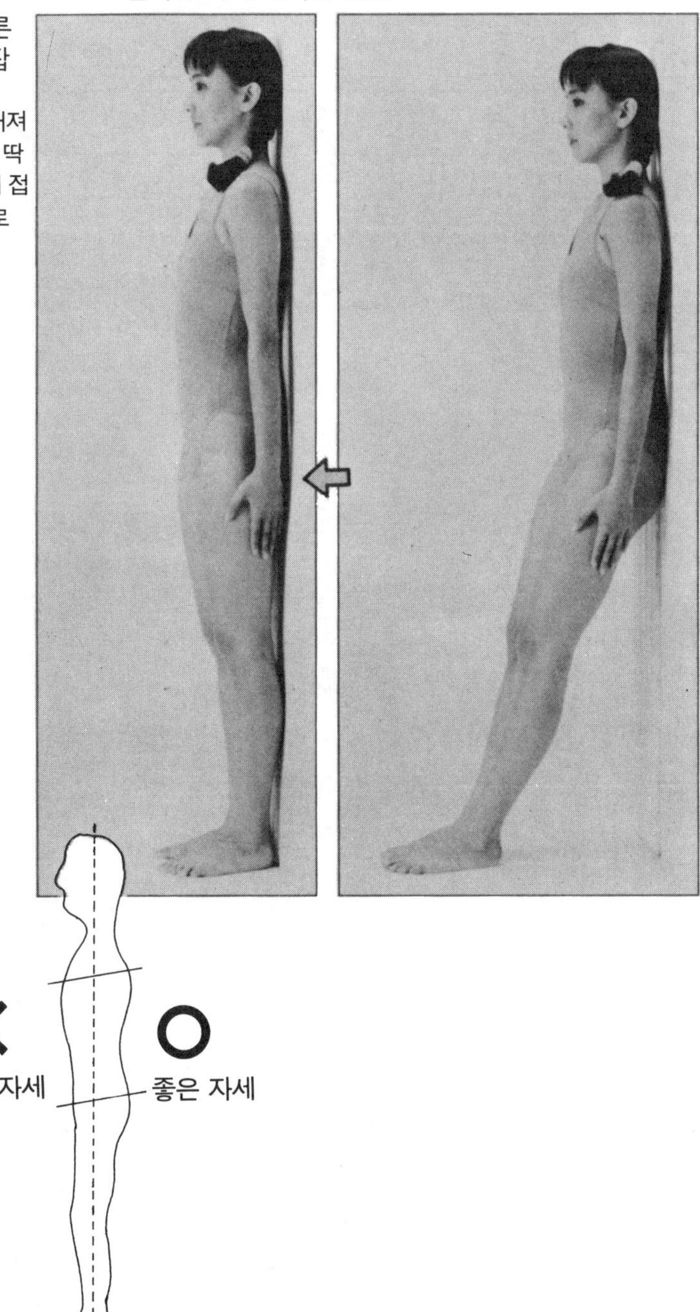

② 재발을 막는 일상생활의 지혜

통증을 편안히 하는 잠자리

자세가 문제가 되는 것은 일어나 있는 시간대 뿐만이 아니라, 자고 있을 때에도 자세가 나쁘면 요통을 일으키는 경우가 있으며 휴일의 늦잠이 요통의 원인이 되기도 한다.

가장 신경을 써야 하는 것은 엎드려서 책을 읽는 자세이다. 이 자세라면 상반신이 뒤로 젖혀진 모양이 되기 때문에 요추의 전만(前彎)이 강하게 되어 허리를 아프게 한다. 인간의 등뼈는 옆에서 보면 목부분이 앞, 등이 뒤, 허리가 앞이라고 하는 모양, 즉 S자 모양의 커브를 그리고 있다. 엎드린 자세에서 머리만을 젖힌 자세를 취하면 꼭 허리 부분 앞에 커브하고 있는 등골이 가장 앞쪽으로 눌려 들어가, 게다가 허리의 근육을 당기게 하는 것이다.

잘 때의 좋은 자세

① 등뼈가 무리없이 거의 일직선이 되는 것이 이상적인 자세이다. 똑바로 누워서 무릎을 구부리든지 옆으로 해서 무릎과 허벅지 관절을 가볍게 구부리는 것이 좋을 것이다.

② 똑바로 누워서 잘 때에는 무릎을 세우고 그 밑에 방석을 깔든지 무릎을 세우지 않고 가볍게 구부려 방석을 간 위에 올려놓고 잔다.

이불 선택 방법

① 잘 때는 이불 선택도 중요하다. 몸이 꺼져 들어가는 듯이 푹신푹신한 이불이나 매트리스는 등과 엉덩이가 꺼져버려서 허리의 전만(前彎)이 강해진다. 누구든지 한밤중에 몇 번이나 자세를 바꾸기 때문에 너무 부드러운 이불은 이러한 자세 바꾸기에 좋지 않다.

② 그렇다고 반대로 너무 딱딱하면 이불과 접해 있는 부분이 부딪혀서 피곤해진다든지 해서 좋지 않다. 엉덩이가 아주 조금 파묻히는 정도의 딱딱함을 가진 이불을 선택하도록 한다.

③ 베드도 이불과 마찬가지로 스프링이 긴밀한 것으로 그 위에 얇은 면 패드(쿠션)를 깐 정도가 좋을 것이다.

베개를 선택하는 방법

① 목이 자연스러운 굴곡을 만들기 위해서는 15도 정도로 앞으로 기울어지는 높이의 것을 선택한다.

목 아래에 틈새가 생길 때에는 타올을 말아 그 사이에 넣는다. 옆으로 잘 때에도 꼭 어깨 폭 정도의 높이가 되는 베개가 이상적이다.

② 너무 푹신한 베개는 머리가 파고들어가 버리기 때문에 좋지 않다. 또 너무 작아도 잠 자세를 바꿀 때 빠져나가 버리고 만다.

③ 목욕 타올을 직경 15cm 정도로 단단히 말아서 사용해도 좋을 것이다.

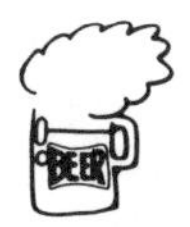

옆 보기는 새우 모양, 똑바로 누울 경우 무릎 밑에 방석을 깐다.

허리에 부담을 주지 않는 잠자리

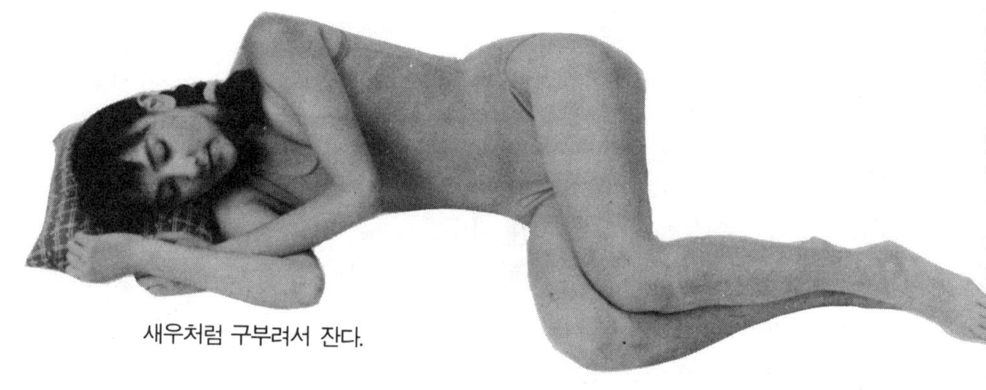

새우처럼 구부려서 잔다.

똑바로 누울 때는…

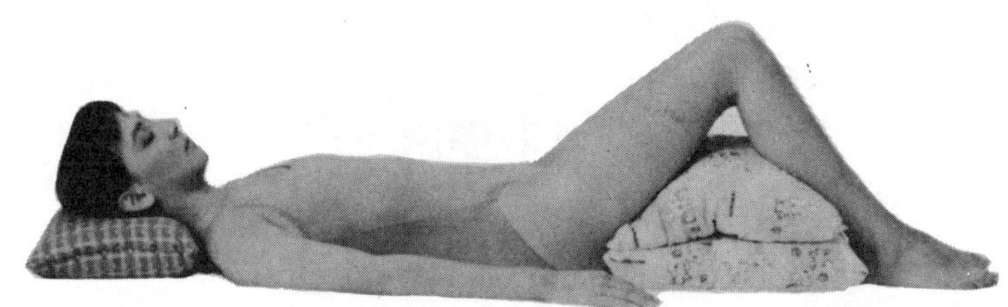

무릎 밑에 방석을 깔고 무릎을 세운다.

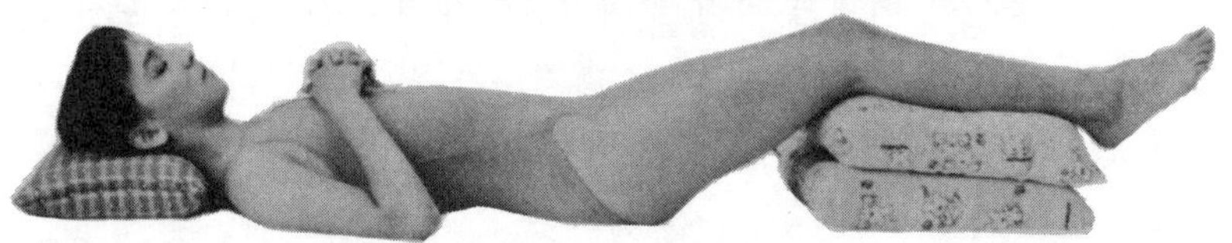

방석을 깔고 다리를 올려 놓는다.

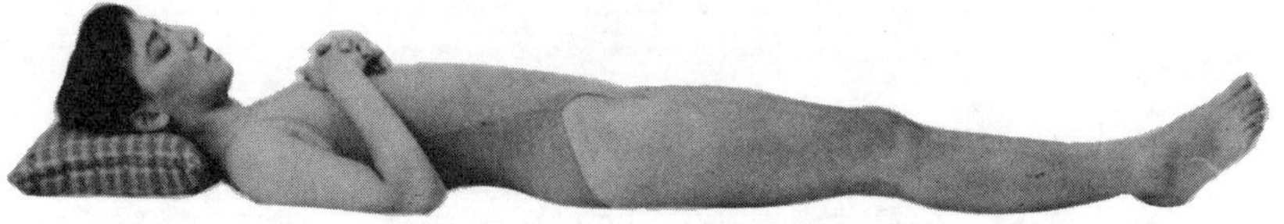

무릎을 뻗은 채 꼼짝 않고 자면 허리에
부담이 간다.

3 재발을 막는 일상생활의 지혜

허리를 다치지 않는 물건 들기

무거운 물건을 갑자기 들어올려서 삐끗하고 허리가 아픈 경험을 가진 사람은 결코 적지 않으리라 생각한다. 이것은 뼈와 추간판과 근육이 약해져 있는 곳에 갑자기 강한 힘이 가해졌기 때문에 그것에 견디지 못해서 일어나는 것이다.

평소에 운동을 그다지 하지 않고 무거운 물건을 들지 않는 사람은 특히 갑작스런 동작은 신중을 기하지 않으면 안된다.

귀찮다고 해서 다리를 구부리지 않은 채 들어올리는 것도 추간판에 굉장한 중압이 가해져 요통의 원인이 된다. 무거운 물건을 몸에서 떼어서 팔의 힘만으로 들어올리는 것도 좋지 않다.

들어올리는 바벨의 중량을 겨루는 '웨이트 리프팅' 경기를 텔레비젼 등에서 볼 경우가 있으리라 생각한다. 역도에서는 일반인으로서는 믿을 수 없을 정도의 무거운 바벨을 들어올리는데, 이때 선수들은 될 수 있는 한 바벨과 가까운 위치에서 반드시 무릎을 구부리고 앉는다. 그리고 배꼽의 주변에 힘을 주어 소리를 지르며 들어올린다.

역도 선수들의 이런 방법이 무거운 물건을 들 때 가장 허리에 부담을 주지 않는 방법인 것이다.

무거운 물건 드는 법

① 될 수 있는 한 물건에 몸을 가까이 한다.

② 무릎 관절을 구부려 앉는다.

이때 한쪽 무릎을 깊게 구부리면 훨씬 편안하게 들어올릴 수가 있다.

③ 물건을 단단히 잡고 배꼽 주위에 힘을 주어 몸으로 끌어당기고, 허리와 무릎으로 들어올리도록 한다. 말하자면 허리를 넣는 것이다.

④ 팔만으로 들어올리려 하지 말고, 물건을 배에 붙여서 들어올리는 것이 중요하다.

⑤ 무거운 물건을 배꼽보다 위로 들어올리는 것은 금물이다. 옮길 때에도 배꼽보다 아래의 위치에서 몸에 딱 붙여 물건을 옮긴다.

⑥ 무거운 물건을 든 채로 상체를 비틀어서는 안된다. 방향을 바꿀 때에는 발을 바꾸어 전신의 방향을 바꾸도록 한다.

그다지 무겁지 않다 하더라도 들어올릴 때는 충분히 자세를 낮추는 것이 안심된다.

또 높은 선반 위에서 물건을 집을 때에는 갑자기 등을 뻗는다든지 하면 허리 통증의 원인이 된다. 자신의 키보다 높은 위치에 물건을 올려놓는다든지, 거기에서 물건을 꺼낼 때에는 받침대를 두고 무리없는 자세로 행하도록 한다.

또한 사다리를 이용할 때에는 양 다리를 나란히 하는 것보다 단의 위·아래에 한쪽씩 다리를 올려놓는 것이 허리에 가는 부담이 적어진다.

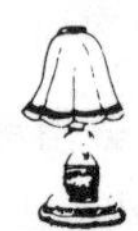

> **무릎을 반드시 구부리고, 허리를 내려서 들어올린다. 배꼽 밑에 딱 붙여서 운반한다.**

허리를 다치지 않는 물건 들기

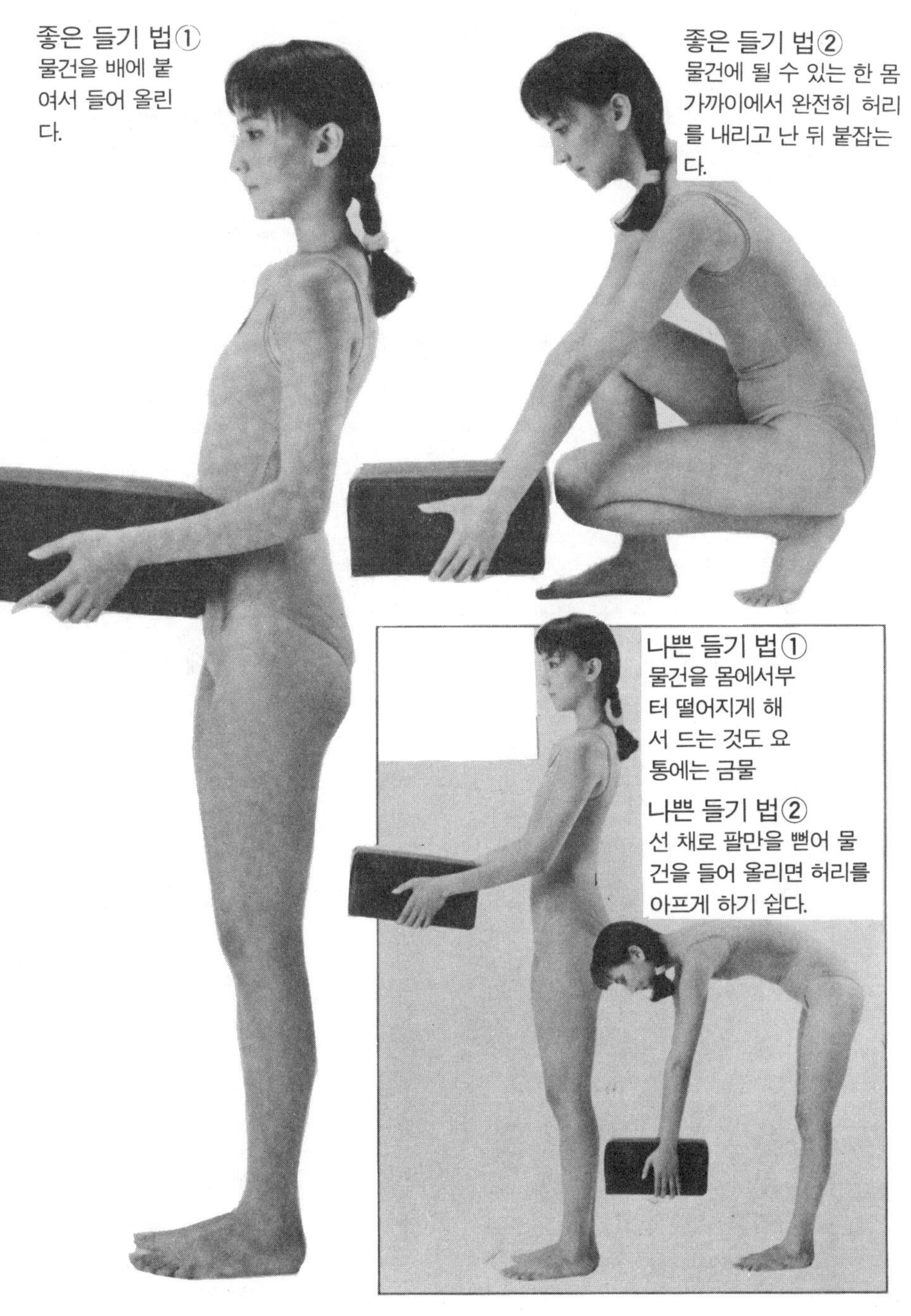

✱ 요통의 치료방법

허리가 불안한 사람이 지켜야 할 생활 태도

요통이 일단 나았더라도 일상 생활 태도를 개선하지 않는 한, 언제 어떤 일이 계기가 되어 재발이 되지 않는다고 말할 수 없다. 일상 생활에서의 주의로서 지금까지의 자세, 잠자기, 물건 들기 등에 대해 언급해 왔는데, 지금부터의 항목을 실제 생활에 적용시켜 보면 어떨까 하고 복습하는 의미에서 다시 한번 다루어 보겠다.

기상에서 출근까지

① 아침, 갑자기 일어나 허리에 통증이 오는 경우가 자주 있다. 눈을 떴을 때 이불 위에서 무릎을 세우고 좌우로 넘어뜨리는 체조를 하고 팔로 상체를 떠받쳐서 일어난다.

② 화장실에서 앉아 있다가 설 때에도 벽에 손을 짚는다. 특히 양변기가 아닐 경우 쪼그리고 앉은 자세에서 일어날 때 요통을 일으키기 쉬운 것이다.

③ 아침은 아직 근육이 충분히 데워져 있지 않기 때문에 조금의 움직임으로도 요통을 초래할 경우가 있다. 얼굴을 씻을 때는 받침대 위에 한쪽 다리를 올려놓고, 양말을 신을 때에는 앉아서 신는 등, 약간의 동작에도 신중을 기해야 한다.

출근길~ 근무중

① 걸을 때는 배에 힘을 주어 항문에 수축을 주고 턱을 끌어당겨, 머리가 풍선처럼 끌려 올라가는 듯한 느낌으로 올바른 자세를 취한다.

버스나 전차를 기다릴 때는 양 발을 가지런히 하지 말고 한쪽 다리를 낮은 곳이나 돌 위에 올려놓으면 훨씬 더 편안하다.

② 계단을 똑바로 올라가는 것 보다도 몸을 옆으로 해서 올라가면 허리에 부담이 가지 않는다.

③ 근무 중에는 올바른 자세로 앉아 때때로 허리와 다리, 다리 안쪽 급소를 지압한다든지 체조를 해서 근육의 긴장을 풀어준다.

퇴근후~취침까지

술과 마작 등으로 일의 피로를 푸는 것도 괜찮겠지만, 오랜 시간 계속 앉아 있는 것은 허리에 부담이 가서 요통의 원인이 된다. 잘 때에는 무릎 관절을 구부려 옆으로 누워 자든지, 똑바로 누워서 다리 밑에 방석을 넣든지 한다.

베개는 적당히 낮은 것으로 하고, 목 밑에 틈이 생긴다면 타올을 말아 넣는다.

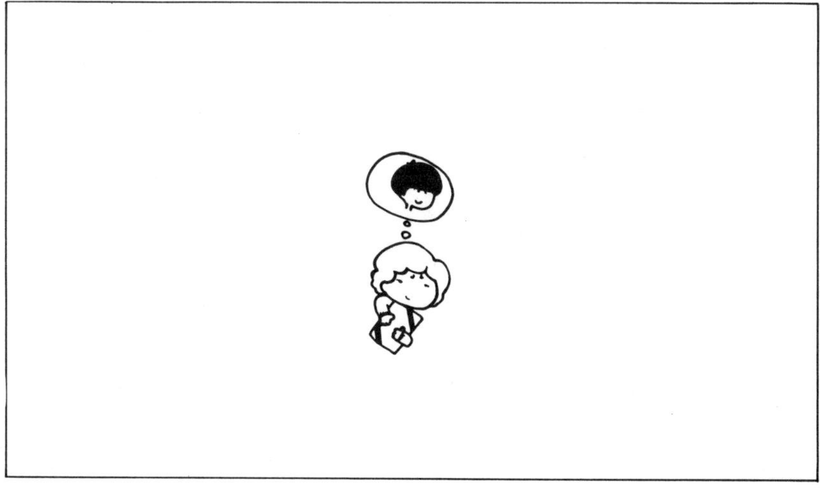

가정에서의 부인은……

① 가사는 엉거주춤한 자세가 많기 때문에 완전히 앉든가 서는 편이 좋을 것이다. 또 때때로 휴식을 취하고 체조를 한다.

② 앉은 자세에서 설 때에는 반드시 한쪽 다리를 세우고 나서 행한다.

③ 쇼핑을 할 때에는 한쪽 팔에만 무거운 물건을 들지 말고 양 팔에 밸런스를 잡도록 한다.

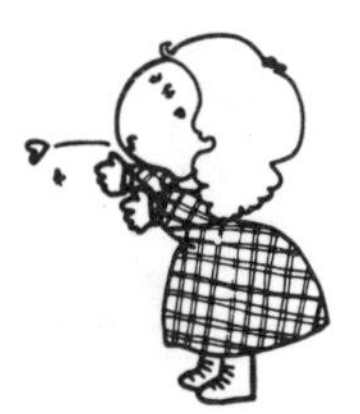

아무것도 아닌 잠깐 동안에도 허리에 충분한 배려를.

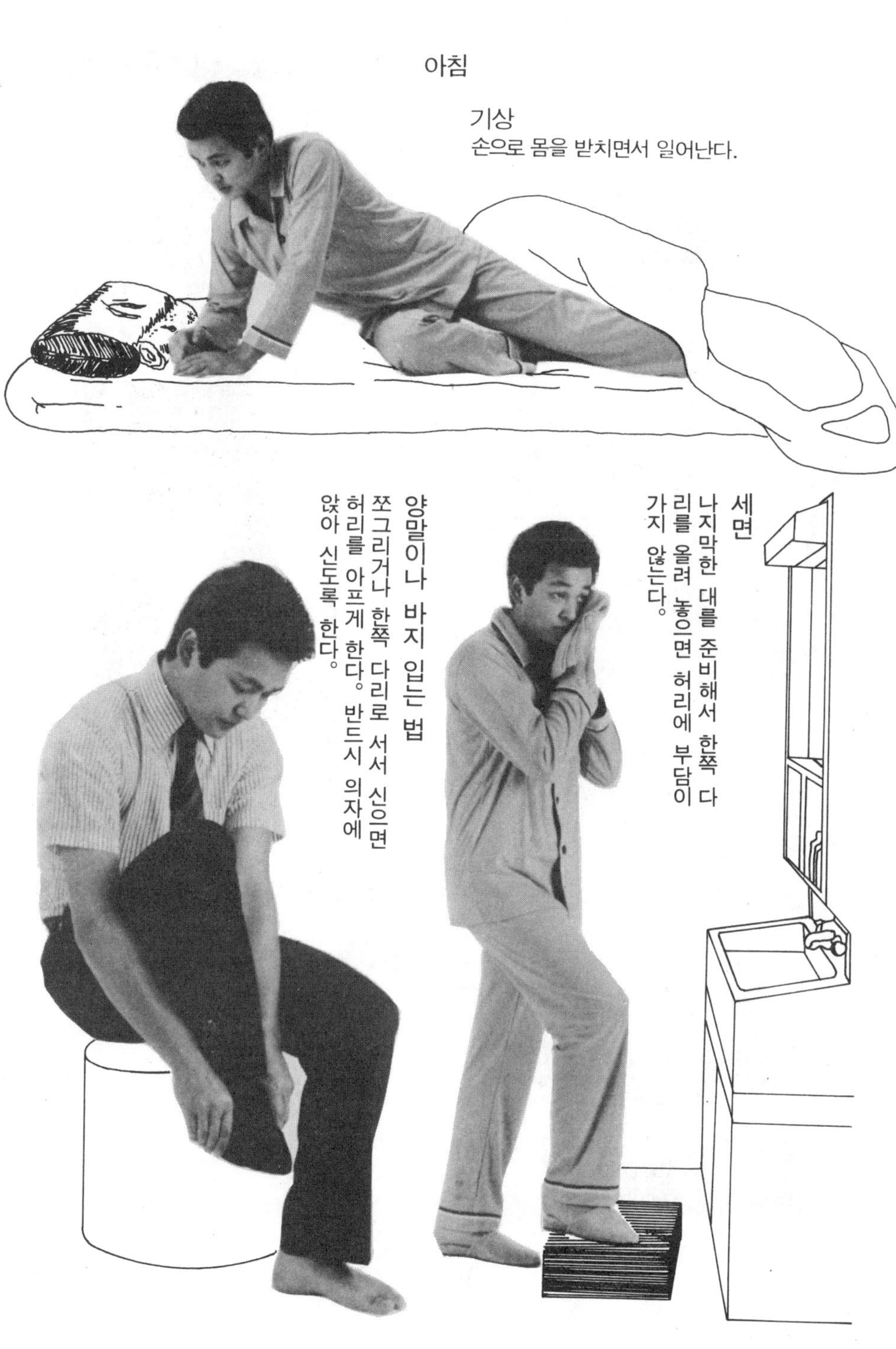

아침

기상
손으로 몸을 받치면서 일어난다.

세면
나지막한 대를 준비해서 한쪽 다
리를 올려 놓으면 허리에 부담이
가지 않는다.

양말이나 바지 입는 법
쪼그리거나 한쪽 다리로 서서 신으면
허리를 아프게 한다。 반드시 의자에
앉아 신도록 한다。

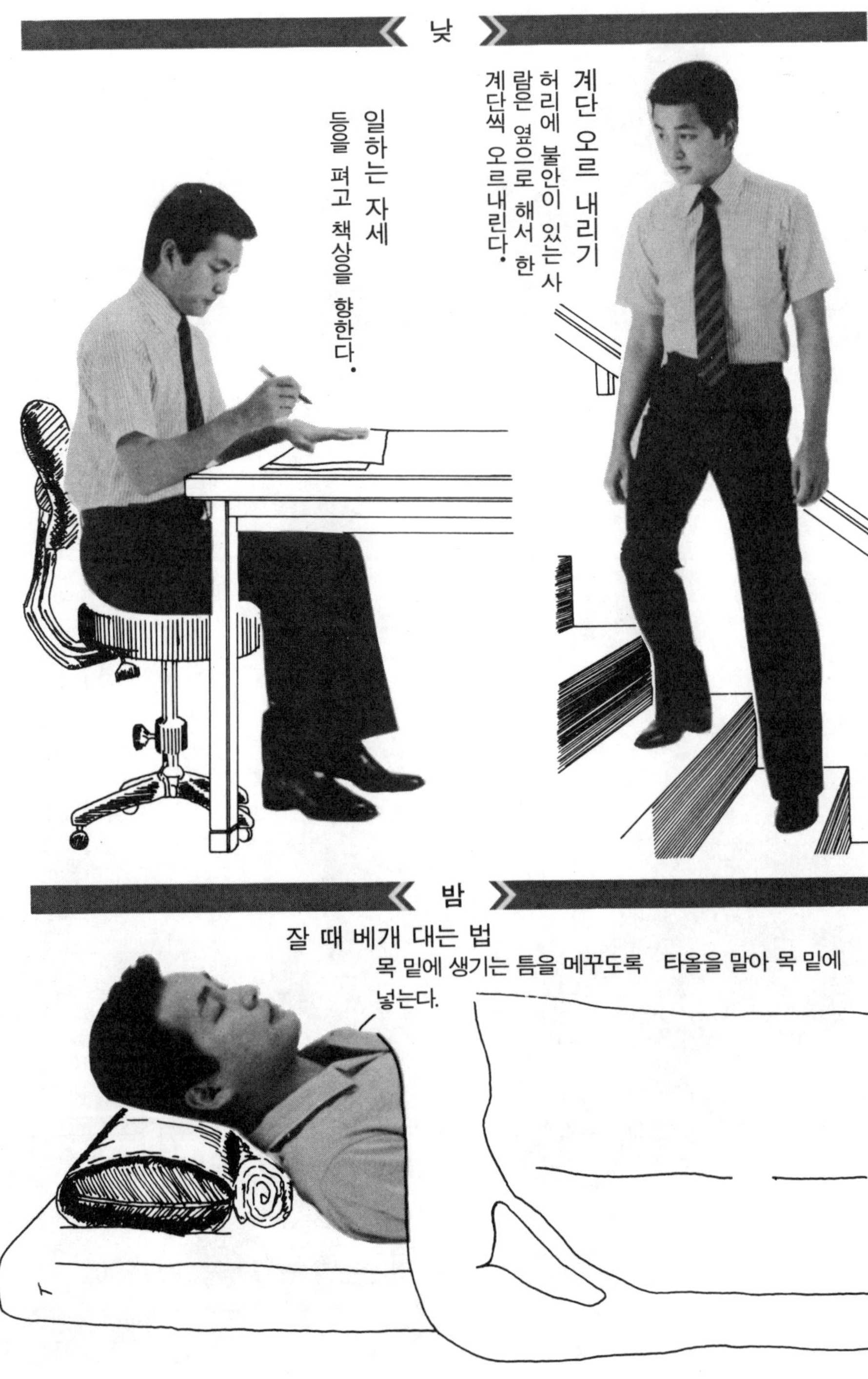

잘 때 베개 대는 법
목 밑에 생기는 틈을 메꾸도록   타올을 말아 목 밑에 넣는다.

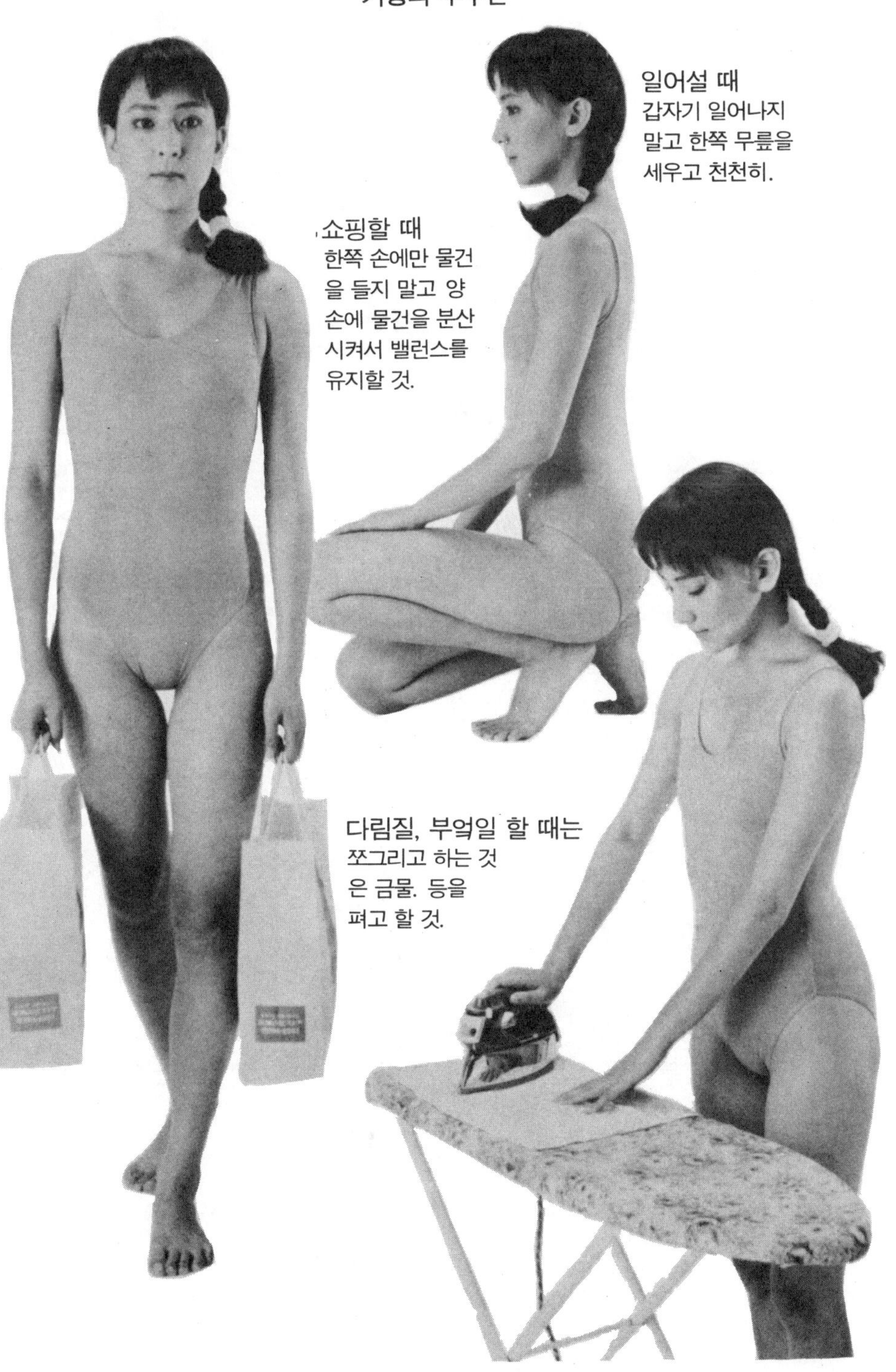

가정의 주부는

일어설 때
갑자기 일어나지
말고 한쪽 무릎을
세우고 천천히.

쇼핑할 때
한쪽 손에만 물건
을 들지 말고 양
손에 물건을 분산
시켜서 밸런스를
유지할 것.

다림질, 부엌일 할 때는
쪼그리고 하는 것
은 금물. 등을
펴고 할 것.

✳ 요통의 치료방법

재발을 막는 허리 단련법

요통을 예방하려면 매일같이 근육과 관절이 스무스하게 움직일 수 있도록 함과 동시에 근육을 강화시키지 않으면 안된다. 아침·저녁으로 매일 거르지 않고 체조를 하도록 한다. 처음에는 모든 체조를 2~3번씩 행하고, 서서히 횟수를 늘여간다.

수축된 근육을 늘이는 체조 방법

① **만세 흉식 호흡**

양 손을 앞에서 머리 위로 들어올리면서 천천히 코로 숨을 가슴 하나 가득 들이마시고 손을 옆으로 내리면서 천천히 입으로 숨을 내쉰다. 체조의 맨처음과 맨마지막에 5~6회씩 흉식 호흡을 행한다.

② **벽 밀기(아킬레스건을 늘인다)**

한쪽 다리를 뒤로 빼고 앞 다리의 무릎을 굽혀 벽에 양 손을 대고 벽을 5초 정도 밀어붙인다.

이때 뒤 발을 충분히 뻗으면 아킬레스건도 늘어나고 요통 예방에도 좋다.

③ **다리 꼬고 인사하기(무릎을 굽히는 근육 늘이기)**

선 채로 다리를 다른 한쪽 다리 앞에 내어 교차시키고 양 손을 바닥에 댄다.

앞 다리는 무릎을 굽히고, 뒤 다리의 무릎을 펴면 무릎을 굽힌 쪽의 근육이 늘어난다. 이 자세로 5초 정도 정지한다. 어렵게 생각되면 맨처음에는 다리를 꼬지 말고 행한다.

근육을 강화시키는 체조법

① 웅크리기(하반신의 근육을 강화)

배와 항문의 근육을 수축시키고 턱을 당겨서 상체를 똑바로 하고, 30cm 정도 다리를 벌리고 앉는다. 5초 정도 정지하고 나서 천천히 원상태로 돌아온다. 이 체조로 하반신의 대부분의 근육이 강화된다.

② 배꼽 보기(허벅지 근육과 복근의 강화)

의자에 앉아서 양 다리를 벌리고, 배와 엉덩이의 근육을 수축시키며 등을 둥글려서 배꼽을 들여다보도록 한다.

간단한 동작이지만 이것으로 골반이 돌아 엉덩이의 근육과 배의 근육을 강화시킨다.

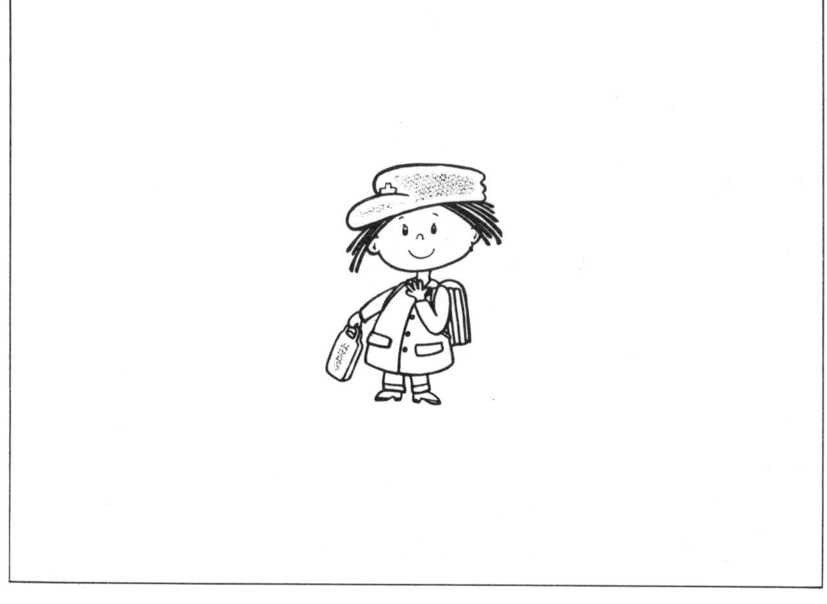

③ 팔 뻗어 상체 일으키기(복근의 강화)

무릎을 세우고 똑바로 누워 양 팔을 뻗어 만세를 부르는 듯한 모양을 만든다. 처음에는 반동을 주어 일어나고, 손으로 발목을 잡을 정도까지 일어나게 되면 천천히 원래로 돌아온다. 익숙해지면 반동을 주지 말고 천천히 일으켜 세우면 한층 복근 강화에 도움이 된다.

④ 엎드린 채 뒤로 젖히기(허벅지 근육과 허리 근육의 강화)

엎드려 누워서 팔을 몸의 옆에 붙인다. 가슴을 펴고 견갑골을 등쪽으로 모아 상체를 천천히 젖히고 5초 정도 정지하고 나서 천천히 원래로 돌아온다. 이것을 하게 되면 상체와 함께 양 발을 들어올려 허벅지 근육과 허리 근육의 강화에 도움을 준다.

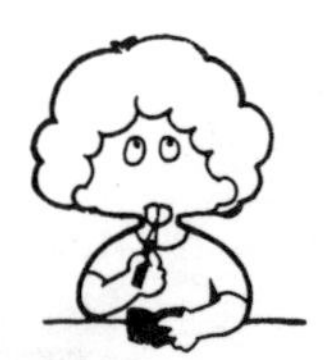

근육과 관절의 활동을 좋게 하고, 근력을 높이는 체조, 매일 밤 한번씩 계속한다.

벽 밀기 (아킬레스건을 늘인다)
한쪽 다리를 뒤로 빼고 무릎을 뻗고, 앞쪽의 다리는 무릎을 굽히고 벽을 민다.

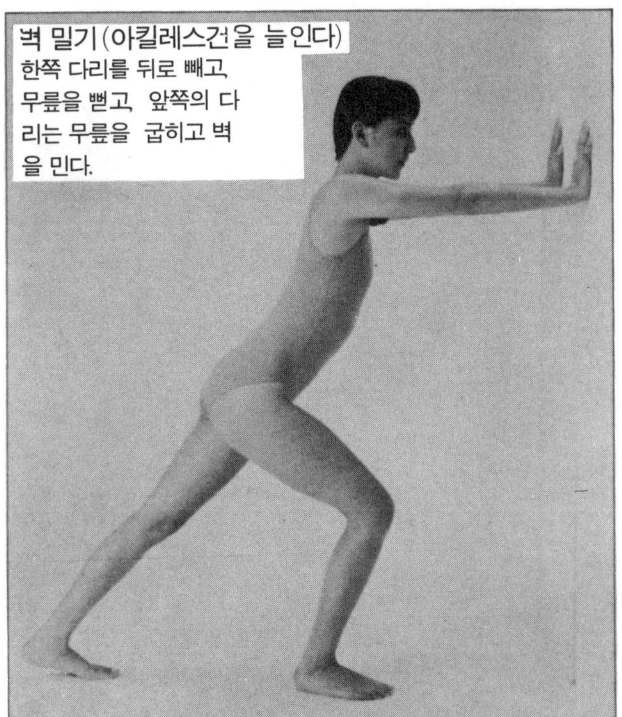

만세 흉식 호흡 (근육을 릴렉스시킨다)
양 손을 앞에서부터 머리 위로 들어 올리면서 숨을 천천히 들이마시고, 다음에는 손을 옆으로 내리면서 천천히 숨을 내쉰다.

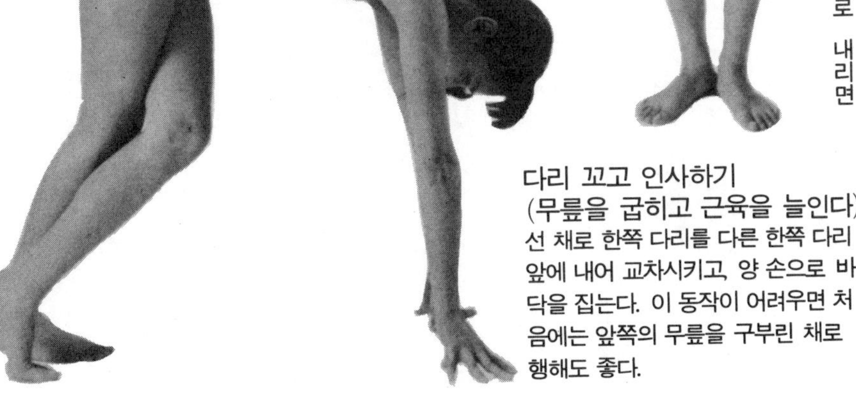

다리 꼬고 인사하기
(무릎을 굽히고 근육을 늘인다)
선 채로 한쪽 다리를 다른 한쪽 다리 앞에 내어 교차시키고, 양 손으로 바닥을 짚는다. 이 동작이 어려우면 처음에는 앞쪽의 무릎을 구부린 채로 행해도 좋다.

웅크리기
(하반신의 근육을 강하게 한다)
양 발을 30㎝ 정도로 벌리고 선다. 배
와 엉덩이 근육을 수축시켜 상체를
똑바로 펴고, 뒤꿈치를 바닥에 붙인
채 허리를 내린다.

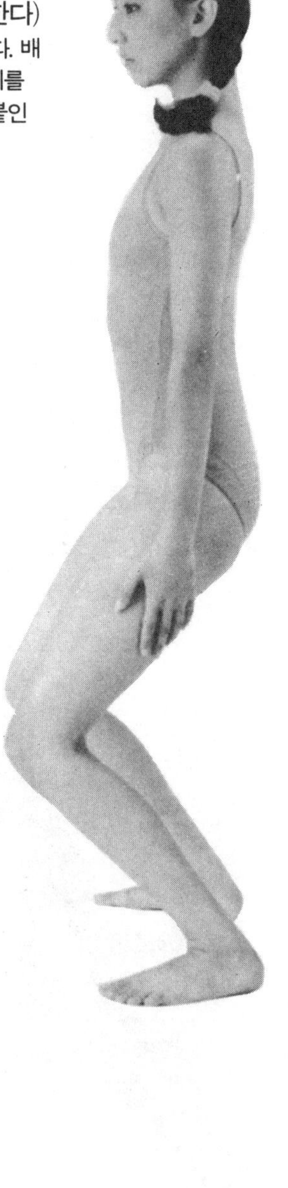

배꼽 들여다 보기(전근과 복근을 강화시킨다)
의자에 앉아 배와 엉덩이 근육을 수축시키고
배꼽을 들여다 보도록 한다.

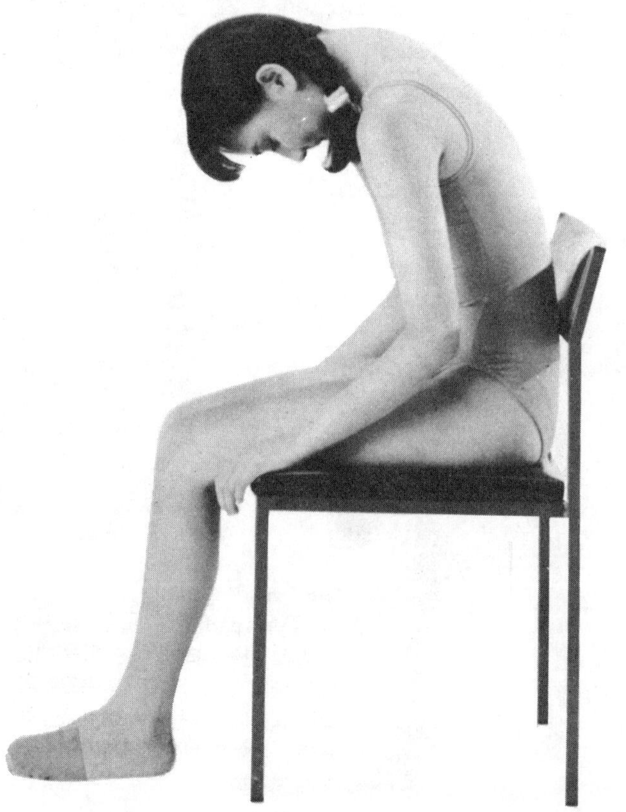

팔 뻗어 상체 일으키기 (복근의 강화)

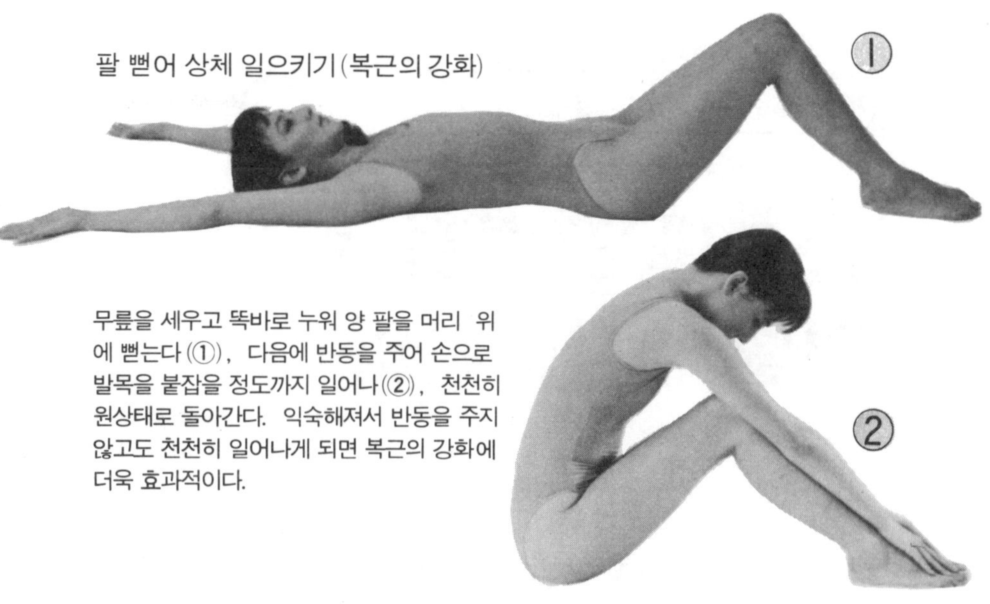

무릎을 세우고 똑바로 누워 양 팔을 머리 위에 뻗는다 (①), 다음에 반동을 주어 손으로 발목을 붙잡을 정도까지 일어나 (②), 천천히 원상태로 돌아간다. 익숙해져서 반동을 주지 않고도 천천히 일어나게 되면 복근의 강화에 더욱 효과적이다.

엎드린 채 뒤로 젖히기 (전근과 복근의 강화)

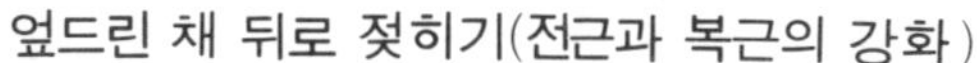

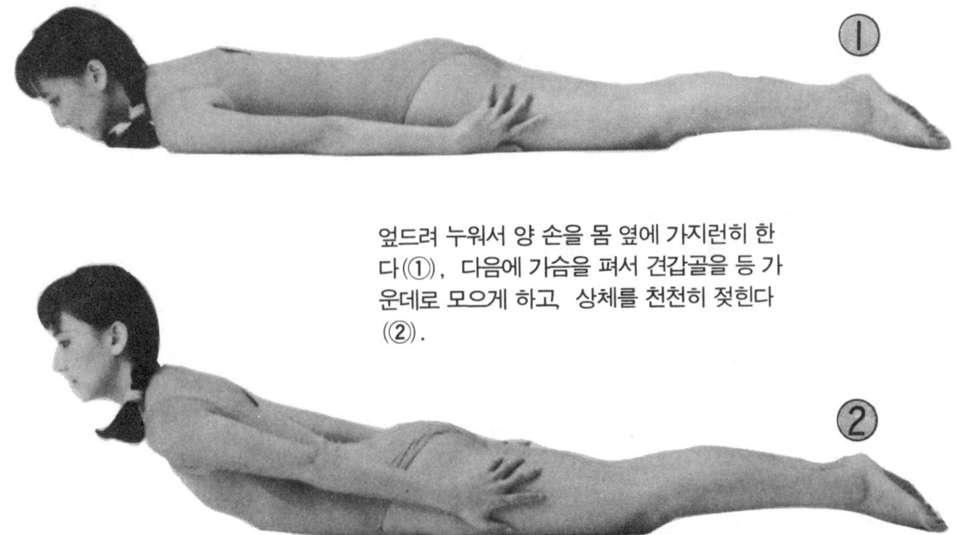

엎드려 누워서 양 손을 몸 옆에 가지런히 한다 (①), 다음에 가슴을 펴서 견갑골을 등 가운데로 모으게 하고, 상체를 천천히 젖힌다 (②).

습포제, 진통제는 이렇게 사용하라

유감스럽게도 요통에는 이렇다 할 특효약이 없다. 그러나 가정의 상비약을 잘 사용하면 통증을 어느 정도 해소할 수가 있다.

요통은 추간판과 허리의 근육 등의 염증이 원인이 되어 일어나는데, 염증을 일으키면 통증 때문에 근육이 긴장·수축한다. 그러면 이번에는 그 주위의 조직의 혈액순환이 지장을 받아 그것이 또한 통증이 된다고 하는 악순환을 계속하게 된다. 이 악순환을 단절시키지 않는 한 통증을 없앨 수는 없다.

가정 상비약에서 효과를 기대할 수 있는 것은 해열진통소염제와 비타민제이다.

해열진통소염제의 사용 방법

해열진통소염제에는 아스피린과 아세토아미노팬 등이 포함되어 있으며 이들 성분의 작용으로 문자 그대로 열을 내리고 통증을 덜며, 염증을 억제할 수가 있다. 요통도 적응증의 하나이다.

또, 이들 약에는 대개 카페인이 들어 있다. 카페인에는 일종의 흥분작용이 있어서 뇌의 혈행을 촉진시키고, 상쾌함을 줌으로써 통증이 있어도 그것을 그다지 느끼지 않게 하는 작용을 한다.

단, 해열진통소염제는 위장 장애를 일으키기 쉽기 때문에 반드시 식후 30분 이내에 복용하도록 한다. 아세토아미노팬은 아스피린에 비해 위에 대한 장애는 일어나기 어렵지만, 반면에 소염작용이 약간 저조하고, 게다가 장기간 복용하게 되면 신장 장애를 일으킬 수가 있다. 모두 다 항상 사용해서는 안된다.

이런 약품은 한 번 사용하는 약품이므로 계속해서 사용해서는 안되는 것이다.

또, 임신 중이나 수유 중에는 완전히 안전하다고 말할 수 없는 것이므로 의사의 지시에 따르도록 한다.

또한, 해열진통소염제도 홍차나 커피 등과 함께 복용해도 지장은 없지만 이런 음식에도 카페인이 들어 있으니까 한층 더 효과를 높이는 가능성도 생각해 볼 수 있다.

비타민제의 사용법

비타민E에는 혈관을 확장시켜 혈행을 촉진시키고, 근육의 긴장을 푸는 작용이 있다. 그 결과 요통의 악순환을 단절시키고 효과를 기대할 수 있게 된다.

'신경 비타민'이라는 별명이 붙여진 B_1, B_6, B_{12} 등의 비타민도 통증을 해소시키는 효과가 있다.

통증 등의 감각은 모두 신경에 의해서 뇌로 전달된다. 또 근육의 긴장이나 릴렉스 등의 뇌에서 내리는 지령도 신경을 통해 전달될 수가 있다. 이와 같이 신경의 활동이 스무스하게 진행되기 위해서는 신경에 에네르기를 충분히 주지 않으면 안되는데, 신경의 에너지원이 되는 당질이 대사될 때에는 비타민 B_1이 중요한 역할을 하게 된다. 또 뇌는 많은 아미노산을 필요로 하는데 아미노산에는 B_6가, 신경세포와 신경세포를 연결하는 신경선유에는 B_{12}이 각각 쓰여진다.

비타민은 우리들의 체내에서 단독으로 활동하는 것이 아니고, 다른 비타민과 연계 플레이를 하면서 스스로의 역할을 다한다. 그 점에서 말하면 건강 증진과 요통 예방을 위해서 비타민제를 이용할 때에는 단제 (單製)보다 B군이나 E를 포함하고 있는 복합제를 선택하는 편이 좋을 것이다.

또 비타민 B_1은 보통 상태에서는 우리들의 체내에서 흡수되는 양에 한도가 있다. 그래서 각 제약회사에서는 흡수를 높이기 위해서 B_1의 분자 일부를 만들 수 있는 유도체를 개발해서 제제로써 시판하고 있다.

비타민 B_1은 염산 티아민이 원형인데, B_1 유도체로서 팔스티아민, 벤포티아민, 비스이브티아민 등 몇 종류가 있으며 모두 원형보다도 잘 흡수되는 성질을 갖고 있다.

어느 종류든지 첨부되어 있는 효능서에는 그 약에 포함되어 있는 비타민형과 성질 등이 쓰여져 있다. 비타민 함유량과 함께 그 설명서를 잘 읽고, 모르는 곳이 있으면 약국의 약사에게 물어 확인한 후 사도록 한다.

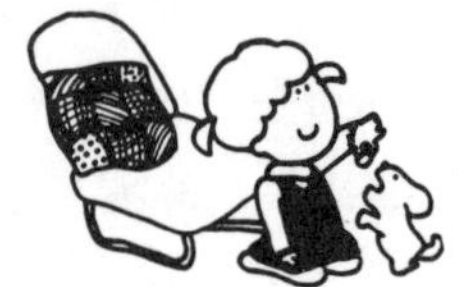

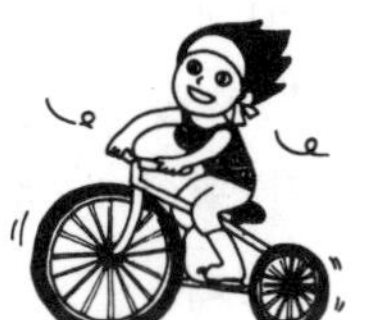

바르는 약, 붙이는 약의 사용법

요통이나 어깨 결림 등에 사용되는 외용약에는 사용 방법에 따라 더크 타입, 에어졸 타입, 점포 타입 등 몇 가지 종류가 시판되고 있다. 또치료법에 따라서 분류하면 냉계통과 온계통의 두 종류로 대별된다. 두쪽 다 약간의 연구로 효과를 올릴 수가 있으니까 이하의 방법을 이용해주기 바란다.

먼저 냉계통의 약인데, 이것은 냉찜질과 아이스 마사지의 대용으로활용할 수 있다. 냉자극이 통증을 없애는 것에는 2차 반응으로서 차게한 부분의 온도가 상승해서 혈액 순환이 좋아지기 때문인데 장시간 차게 하면 반대로 2차 반응을 기대할 수 없게 된다. 바르는 약이나 에어졸은 바른 채로 방치해 두어도 자연스럽게 효과가 소멸해 버리지만, 붙이는 약은 30분이 지나면 벗겨내어서 붙여 두었던 피부가 다른 부분과같은 온도로 상승되었을 때 또다시 고쳐 붙인다. 이 반복을 전부 해서3~5회 행하면 효과적이다.

　그러나 이 방법도 반나절 정도로 그치도록 하고 길어도 12시간 이상
은 넘지 않도록 주의한다.

　한편 온계통의 약도 아픈 곳의 혈액순환을 좋게 하는 것이 목적인데
단시간에 땀을 내도록 하는 것이 효과가 난다.

　예를 들면 붙이는 약은 붙인 위에 부분적으로 비닐 등을 덮어도 좋고,
윈드 자켓 등을 입고 1~2시간 정도 상반신에 땀을 흘리는 것도 좋을
것이다. 땀을 충분히 흘리면 잘 닦아내고, 아픈 곳을 마사지한다든지,
요통 체조를 하면 보다 효과가 있다.

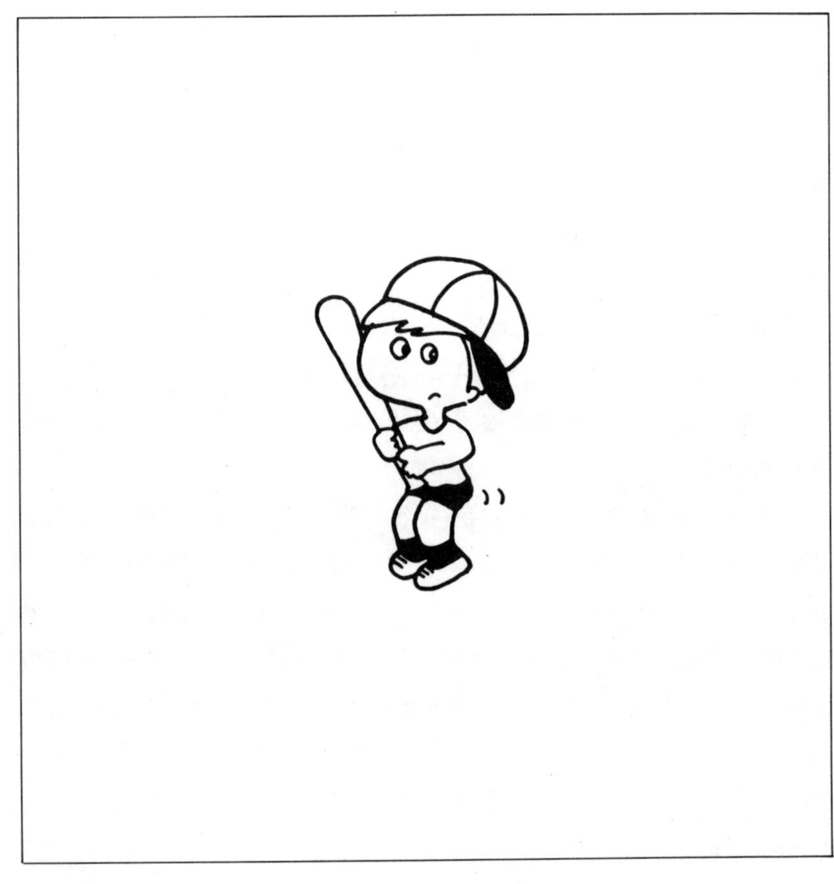

요통을 말끔히 없애기 위한
이론편

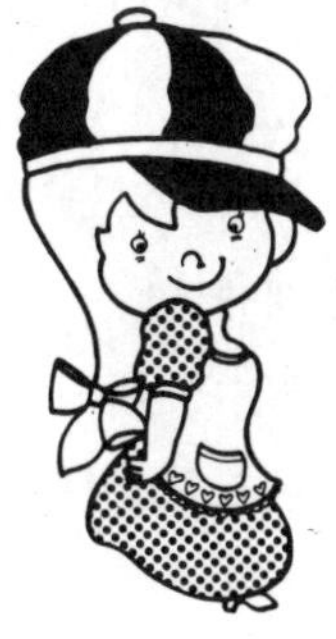

요통은 왜 일어나는가

성장함에 따라 생기는 S자형 커브

요통은 인간이 두 개의 다리로 서서 보행을 하게 된 이래 숙명지어진 병이라고 말한다.

요통이 생기는 것은 왜일까. 허리와 등의 구조, 동작을 보면서 설명해 가도록 하자.

우리들 인간은 어머니의 태내에 있을 때에는 손발을 구부리고 등을 구부린 자세를 하고 있다. 척추(등골)도 둥글려져 있다.

그러나 태어나서 3~4개월이 지나면 목이 앞으로 구부러지기 시작한다(前彎).

마치 '목이 앉는' 형태로 엎드려서 양 손으로 당겨서 목을 들어올릴 수가 있게 된다.

5~6개월이 되면 자다가 몸을 뒤치고, 7~8개월 경에는 앉는 것도 가능하게 되는데, 이때가 되면 이번에는 허리 부분도 앞으로 구부러져 간다.

옆에서 보면 척추는 목이 앞, 등이 뒤, 허리가 앞이라고 하는 S자형의 커브를 그리고 있다. 1년이 지나 두 다리로 서서 걷게 되면 이 형태는 더 한층 확실해진다. 결국 우리들 인간의 척추는 똑바른 기둥을 세운 것 같은 모양이 아니라, 상반신을 떠받치는 동시에 구부러진다든지, 늘어난다든지, 비틀어진다든지 하는 자유로운 활동에 잘 대응하도록 S자형의 부드러운 기둥의 구조를 하고 있는 것이다.

S자형의 척추가 어떤 조직을 하고 있는가 좀더 자세히 알아보도록 하자.

골반 위에 쌓아 올려진 24개의 추골(椎骨)

우리들의 몸의 가장 위에 위치하고 있는 것은 말할 나위도 없이 머리로서 그 무거운 머리를 직접 떠받치고 있는 것이 경추이다. 경추는 7개의 추골이 연결되어 만들어져 있다.

경추의 아래에는 12개의 추골로 이루어진 흉추가 있고, 흉추의 양쪽에 각각 조골이 붙어 있다.

흉추 아래에는 5개의 추골로 이루어진 요추가 있고, 요추는 골반 위에 실려 있다. 골반은 좌우 관절(관골의 상부를 장골(腸骨)이라고 한다)과 중앙의 선골(仙骨), 미골(尾骨)로 되어 있고, 선골 위에 요추가 놓인 형태로 되어 있다.

상반신을 받치는 대들보의 역할을 하고 있는 척추는 이와 같이 머리에서 목까지 추골이 블럭이나 벽돌을 쌓은 것 같은 구조를 하고 있다.

게다가 추골과 추골 사이는 시멘트와 같이 단단한 접착제로 고정되어 있는 것이 아니라, 추간판이라고 하는 연골성 판이 사이에 끼워져 있어서 쿠션과 같은 활동을 하고 있다.

추간판의 노화가 요통의 원인

추간판은 중앙에 수핵(髓核)이 있고 그 주변을 선유륜(線維輪)이라고 하는 반지 모양의 연골이 감싸고 있다. 선유륜의 바깥쪽은 앞이 전종인대(前縱靭帶), 뒤쪽이 후종인대(後縱靭帶)로 보강되고, 추간판 위·아래에는 연골판이 있다.

선유륜에는 강한 진원섬유(膠原纖維)가 있는데 굉장히 탄력이 있는 조직이다. 또한 중앙에 있는 수핵은 젤라틴 상태로 수분을 많이 함유하고 있다. 그래서 추간판은 탄력이 있으며 척추에 가는 충격을 흡수해서 부드럽게 하는 것이다.

차의 타이어는 중량이 있는 차체를 싣고 달리면서 도로의 울퉁불퉁한 면에서 받는 충격을 그대로 차체에 전하지 않도록 쿠션의 역할을 하고 있다. 그것은 타이어가 탄력이 풍부한 고무로 만들어진데다, 속에 공기를 충분히 넣었기 때문이다. 추간판도 이와 같아서 탄력이 풍부한 선유륜 조직과 수핵의 수분 등이 쿠션 효과를 발휘하고 있다.

그런데 수핵은 20살이 지나면서부터 수분을 잃기 시작해서 30세 이후가 되면 선유륜에서도 수분이 적어져 간다. 추간판은 일찍 노화해서 탄력을 잃는 것이다.

그래서 쿠션의 효과가 적어져 요추에의 충격을 완화시킬 수 없게 되고 통증도 생기기 쉬워진다.

근력의 저하도 요통의 원인이 된다

상체의 움직임은 물론 추골과 추간판만으로 떠받쳐지고 있는 것은 아니다. 뼈와 뼈를 연결하고 있는 인대와 근육의 활동도 큰 것이다.

그 중에서도 근육은 신장과 수축을 하는 것으로 관절의 굴절에 관계하는 이외 척추를 안정시키는 것에도 중요한 활동을 하고 있다.

많은 뼈와 뼈가 연결되어져 있는 척추가 똑바로 서 있을 수 있는 것은 그 주변에 있는 근육이 긴장하고 있기 때문이다.

예를 들면 척추의 양쪽에 있는 척추기립근, 허리의 안쪽에 있는 요방형근, 배쪽의 복직근, 외복사근, 내복사근 등이 척추의 안정과 활동에 관계하고 있다. 그런데 운동부족에 의해서도 근력이 감퇴된다. 척추를 받치는 근육의 힘이 약해지면 요통의 원인이 된다는 것은 말할 나위도 없다.

척추를 안정시키려면 배의 근력과 등의 근력이 밸런스를 잘 유지하지 않으면 안되는데, 배의 근력이 약해지면서 밸런스가 깨어져 요통의 원인이 되는 경우가 꽤 있다.

  그런데 한마디로 등뼈라고 해서 어느 부분이나 같은 크기를 하고 있는 것은 아니다. 경추는 머리의 무게만을 받치고 있기 때문에 추골이 가늘고, 위에서부터의 무게가 전부 내려오는 요추의 추골은 그 무게를 단단히 떠받치기 위해 크고 단단하게 되어져 있다.

  반대로 말하자면 요추에는 끊임없이 중압이 가고 있다는 말로 트러블도 여기에서 나오기 쉽다는 의미가 된다.

  실제로 가장 요통이 생기기 쉬운 곳이 요추의 가장 아래에 있는 제 5요추와 선골 부분이다.

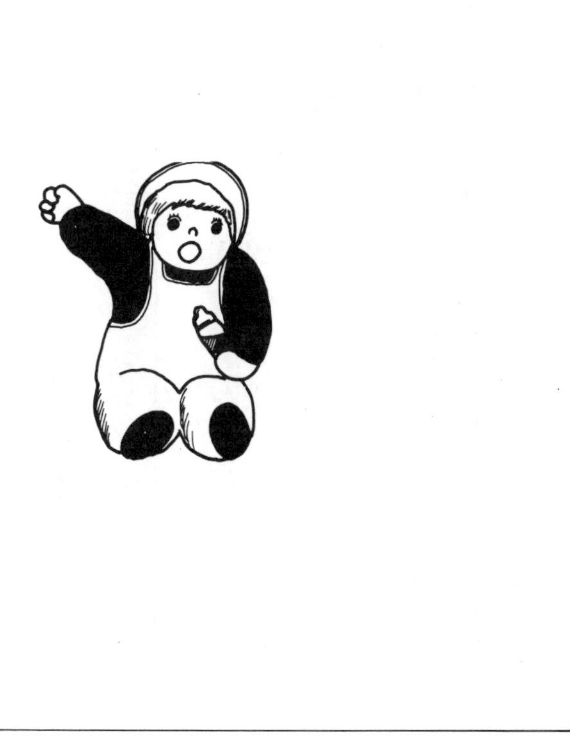

척추의 구조

중심선
경추
흉추
요추
선추 · 미추
경추
(7개)
흉추
(12개)
요추
(5개)
선골
(1개)
미골
(5개)
대퇴골
경골
배골
종골
추간판의 구조
전종인대
연골판
후종인대
추간판
수핵
선유륜

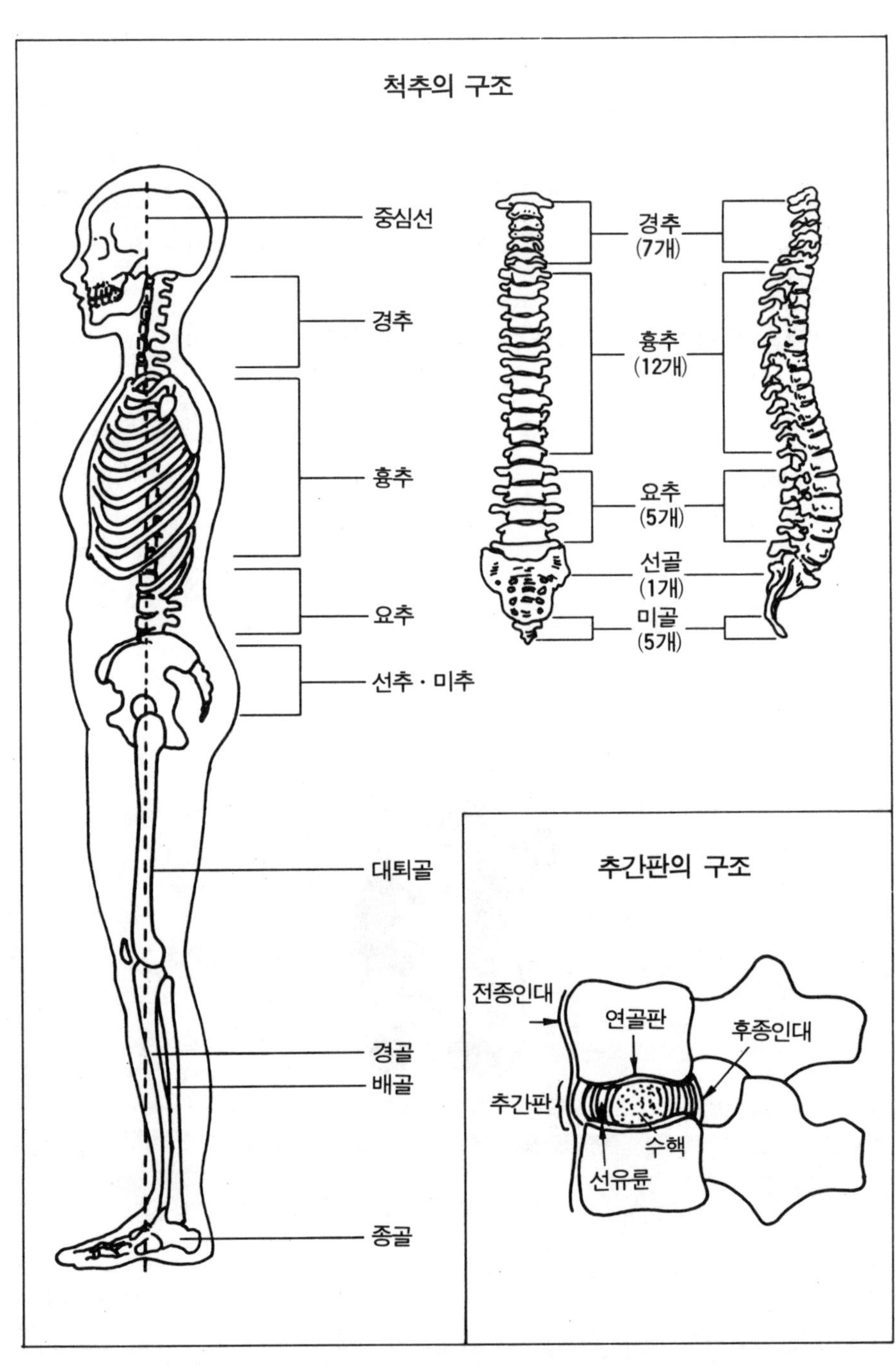

요통과 밀접한 관계가 있는 근육

허리 근육 (배쪽에서 본 요방형근)

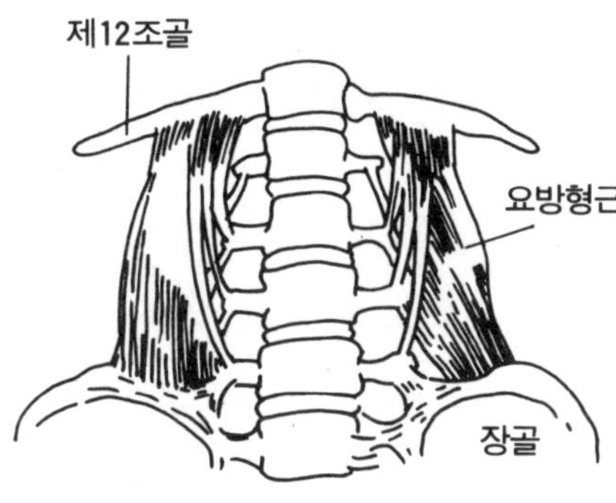

등의 근육 (척추기립근)

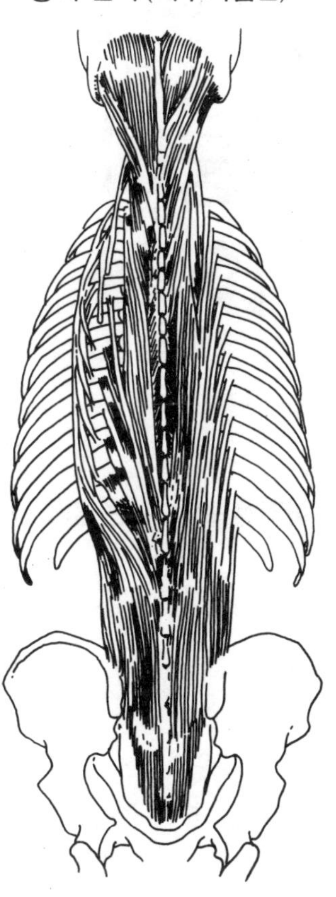

배의 근육
(복직근, 외복사근, 내복사근)

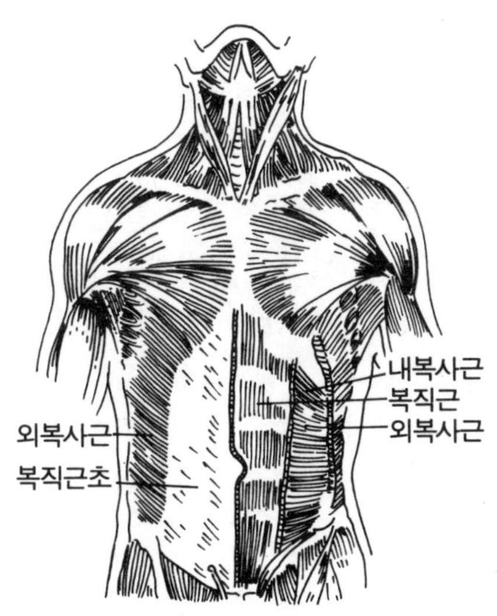

요통이 한국인에게 늘어가는 이유

허리를 쓰는 일은 감소했지만……

요통은 현대병의 하나이며, 매년 고생하는 사람이 많아지고 있다고 한다.

요통은 허리에 가는 부담이 증대하면 할수록 일어날 가능성이 높은 것이다.

그러나 우리들의 생활은 옛날에 비해 훨씬 더 편리해졌고, 허리에 가는 부담은 훨씬 줄어들었다.

농사와 같은 허리를 구부리고 허리에 가장 부담을 주는 일도 트랙터나 콤바인의 등장으로 훨씬 편안해진 것은 아닐까.

공장에서도 마찬가지로 무거운 물건을 드는 일은 적어졌고 중노동 자체가 감소되었다.

가정에서도 세탁이나 청소 등 허리에 부담을 주는 일은 세탁기나 청소기 등의 덕분으로 편안해졌다. 일의 양 그 자체가 예전보다 훨씬 적어졌다.

또 옛날에 비해서 영양의 섭취상태도 현격히 좋아졌다. 특히 인대와 근육의 기본이 되는 단백질의 섭취량은 소요량을 상회하고 있으며, 뼈의 주성분이 되는 칼슘도 섭취량은 적다고 하지만 부족하지 않다고도 한다.

요통은 적어져도 좋을 것이다. 그러나 실제로 환자를 진찰하고 있는 정형외과 의사의 대부분은 요통 환자가 늘고 있다고 한다.

왜일까.

차의 보급이 근력을 약화시켰다

큰 원인의 하나는 차의 보급에 있다고 생각된다.

30년 전에는 차는 사치품이었다. 10년 전까지만 해도 결혼조건으로서 '집과 차'라는 말이 있을 정도였는데, 요근래에 와서 차는 빠른 속도로 보급이 된 것이다. 현재는 차종에 따라서 서민은 도저히 손댈 수 없는 것도 있기는 하지만 차를 가지는 것 자체가 극히 당연한 것이 되었다.

그러나 이것을 포함해서 우리들 한국인의 생활에서 걷는 것이 격감되었다.

차가 없을 때는 야채는 야채가게에서, 고기는 정육점에서 라는 식으로 매일 몇 군데의 가게를 걸어가서 쇼핑하던 생활에서 일주일에 한두 번 차로 슈퍼에 가면 없는 것이 없게 된 것이다.

교외나 지방에서는 이런 경향이 더욱 두드러지는데 10분만 걸으면 갈 수 있는 곳조차도 차나 오토바이를 사용해서 차는 완전히 다리의 대용품이 되고 있다.

마이카 뿐만이 아니다. 전차, 버스, 택시 등 교통기관의 발달과 발 맞추어 빌딩 내에서도 엘리베이터나 에스컬레이터라는 식으로 우리들 현대인은 걷는 것을 완전히 방치해 버린 것이다.

그 결과 우리들의 근력은 완전히 의지할 데가 없어져 버린 것이다. 걷는 것이 이렇다 할 운동은 안되는 것처럼 보이지만, 다리와 허리의 근육은 좌우 서로 이완과 긴장을 반복하기 때문에 모르는 사이에 근력 강화와 연관되어 있는 것이다.

　교통기관 이외에도 갖가지 기기가 발달된 덕분에 현대인은 육체 노동에서 해방되었다. 그러나 그 때문에 생겨난 여가에조차 탈 것을 이용한 레저가 주가 되어 몸을 써서 즐기는 것이 너무 적어지게 된 것은 아닐까.

생각지 못한 자세에도 요통의 원인이

　어떤 자세와 어떤 동작이 허리에 부담을 주는 것일까. 일반적으로는 잘 알려져 있지 않다. 한 정형외과 의사가 어떠한 상태일 때 제3요추와 제4요추의 추간판에 어느 정도의 압력이 가는지를 조사하고 있다. 그것을 도시화해 보면 다음 그림과 같은데, 이것을 보면 서 있을 때보다 앉아 있을 때가 허리에 부담이 더 가는 것을 알 수 있다.

　근력이 있는 사람이라면 조금의 동작으로 허리를 아프게 하는 일은 없겠지만, 근력이 약한 사람에게 있어서는 의자에 앉은 채로 일을 해도 허리에 부담이 꽤 큰 것이다. 생각지도 못한 자세에서 요통을 일으킨 예가 많은 것도 이해할 만한 것이다.

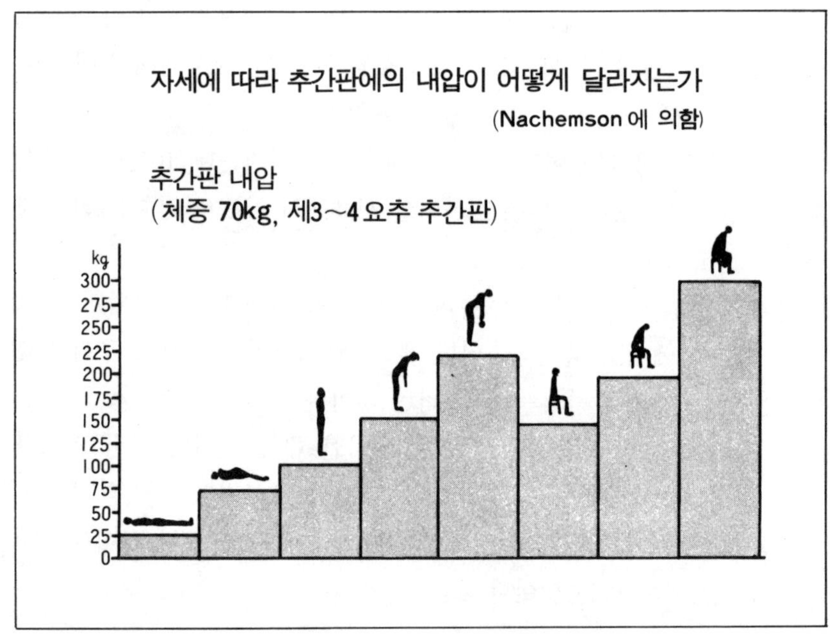

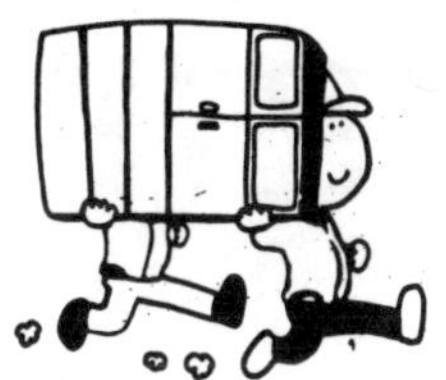

요통이라고 하면 나이 든 사람의 병이라고 생각하기 쉽지만 실제로는 활동이 왕성한 20대나 30대 전반의 사람에게도 적지 않다. 추간판의 노화가 20대에서 시작된다고 생각하면 어쩔 수 없겠다는 생각도 들지만, 근력이 있으면 20대나 30대는 추간판의 노화는 충분히 커버할 수 있는 것이다.

역도 선수나 씨름 선수 등 허리에 심한 압력을 받는 운동 선수들 중에는 요추에 이상한 통증을 많이 느끼면서도 요통을 호소하지 않는 사람이 많다고 한다. 이것은 요추의 나쁜 곳을 근력이 커버하고 있는 좋은 예이다. 한국인의 체위는 매년 향상되고 있다.

그런데도 근력이 저하되어 요통이 늘고 있는 것은 무척이나 유감스러운 일이다.

어떤 사람이 요통에 걸리기 쉬운가

자세가 나쁘면 요통이 된다

요통은 척추의 노화에 의해 발생하지만 젊을 때부터 요통으로 고생하고 있는 사람이 있는가 하면, 60세를 지났어도 허리를 삐끗도 하지 않는 사람이 있다. 요통을 일으키기 쉬운 조건은 무엇일까.

제일 먼저 생각할 수 있는 것은 자세의 문제이다.

좋은 자세란 중심이 귀뿌리에서 어깨, 허벅지 관절, 무릎, 복사뼈를 통과하고 있는 상태이다. '차려' 자세는 가슴을 펴고 너무 긴장을 한 자세이므로 요추의 전만(前彎)—앞쪽에 만곡(彎曲)—이 강해져서 요통의 원인을 만든다.

반대로 고양이 등도 요추의 전만(前彎)을 강하게 하기 때문에 좋지 않다. 등이 둥글려져 있으면 중심이 뒤가 된다. 그래서 자세를 안정시키려 해도 요추가 앞으로 튀어나오게 되는 것이다.

허리와 배의 근육에 힘을 빼고 등을 둥글려 배를 쭉 내미는 자세는 얼핏 보아 편안한 것처럼 보이지만 요추는 전만(前彎)이 강해지기 때문에 허리의 근육이 수축되어 오히려 피로가 심해지는 것이다. 자세가 나쁘면 요통이 될 확률이 크므로 항상 바른 자세를 갖도록 신경써야 한다.

복근이 약해지면 요추의 전만(前彎)이 강해진다

두번째 생각할 수 있는 것은 복근의 약화이다.

근육은 몸을 움직일 뿐만 아니라 서 있거나 앉아 있을 때도 쉼없이 활동한다. 무거운 머리를 위에 올려놓고, 어깨에서 두 개의 팔을 늘어뜨린데다, 상체를 떠받칠 수가 있는 것은 등에서 허리, 엉덩이. 다리에 걸쳐서 배의 근육이 긴장하고 있기 때문이다. 이들 근육의 힘을 전부 빼버리면 몸은 흐늘흐늘 무너져 버리고 만다.

만약 이들 근육 어딘가 일부라도 약해지면 자세를 안정시킬 수 없기 때문에 다른 근육에도 어느 정도의 부담이 간다.

부담을 진 근육이 강해지면 그것을 커버할 수 있지만 어느 근육이 약해져 있을 때에는 대개 다른 근육도 약해져 있기 마련이다. 그래서 부담을 진 근육을 강하게 긴장한다든지, 요추를 충분히 떠받칠 수 없게 되어 요추의 만곡(彎曲)을 강하게 하는 결과가 된다.

특히 복근이 약해지면 요추(腰椎)를 배쪽에서떠받칠 수 없기 때문에 요추의 전만(前彎)이 강해진다. 요통이라고 하면 다리의 근육이 약해지는 것만으로도 나타나는 것이기 때문에 복근의 약화가 원인이 되는 것은 결코 적지 않다.

비만도 요통을 조장한다

한편 비만도 요통을 촉진시키는 조건의 하나이다.

뚱뚱하다고 하는 것은 피하지방이 보통 이상으로 붙어 있다는 것을 의미한다.

피하지방은 특히 배에 붙기 쉽기 때문에 뚱뚱한 사람은 대개 배가 나온 자세를 하고 있다

배가 나온 자세는 중심이 당연히 앞쪽에 있다. 그래서 자세를 안정시키려고 상반신을 뒤로 젖히는 상태가 된다.

이렇게 되면 흉추가 뒤로, 요추가 앞으로 라는 식의 만곡(彎曲)의 극단적인 형태가 되어 허리에 굉장한 부담이 가해진다.

비만이 좋지 않다는 것은 그것 뿐만이 아니다. 비만 상태를 만들어 낸 생활방식에도 문제가 있다. 비만은 여분의 칼로리와 지방이 쌓인 것으로 그것 만큼 운동이 부족하다는 말이 된다. 일부러 살을 찌워 낸 운동선수라면 근력이 있어서 요추의 강한 전만(前彎)을 떠받칠 수 있지만 일반적으로 뚱뚱한 사람은 대부분의 경우 운동 부족인 것이다.

무거운 체중을 떠받치는 근력을 가진 사람은 괜찮겠지만 말이다.

대부분 뚱뚱한 사람은 움직이는 것이 느릿하기 때문에 점점 더 운동 부족을 조장한다고 하는 악순환을 되풀이하게 된다.

비만은 아직 가벼운 상태일 때 표준 체중으로 되돌려야 할 것이다.

임신하면 요통에 걸리기 쉽다

임신과 출산이 요통의 원인이 될 경우도 있다.

임신하면 배가 나오게 되어 마치 비만한 사람과 같은 자세가 된다. 그래서 요추의 전만이 강해진다. 게다가 그 변화가 급격하게 일어나서, 운동이 생각한 대로 되지 않는 것도 요통을 일으키게 되는 원인이 된다.

또 임신하면 골반이 느슨해지는데, 이것도 요통의 원인이 된다. 골반이 느슨해지는 것은 태아가 산도(産道)를 스무스하게 나올 수 있도록 골반의 인대와 근육을 느슨하게 하는 호르몬이 분비되기 때문이다.

임신에 의한 인대와 근육의 느슨함은 출산 후 1~2개월이면 없어지지만, 임신체조나 산욕체조를 해서 요통 예방에 신경을 쓰도록 한다.

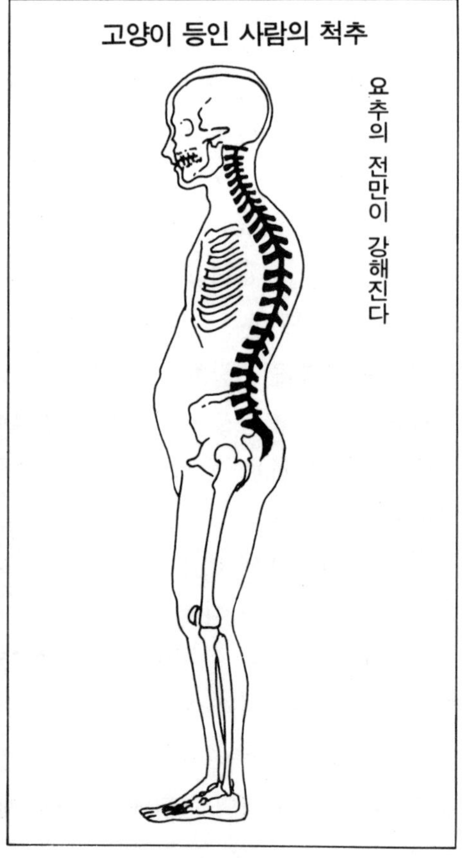

고양이 등인 사람의 척추

요통에 특히 주의해야 할 직업

책상 앞에 앉아서 일을 하는 관리직에 많다

통증을 느끼는 사람은 사람에 따라 꽤 차이가 있다. 통증을 호소하는 방법도 실로 갖가지이다. 그러니까 어떤 사람이 요통에 걸리기 쉬운가는 일괄해서 말할 수는 없다. 그러나 중노동에 종사하고 있는 사람보다 책상 앞에 앉아서 일을 하는 사람에게 많이 나타나고, 같은 책상 일이라도 관리직에 많은 것이 여러 조사에서 보고되고 있다.

의자에 앉아 있는 자세는 앞에서 이미 살펴본 도표에서도 알 수 있듯이 의외로 추간판에 내압(內壓)이 가는 것이다. 앉아서 일을 한다고 하면 허리의 부담은 보다 커지고, 관리직이라면 스트레스도 더해질 것이다.

그래도 올바른 자세로 일을 하면 좋겠지만 역시 대부분의 사람들은 자세를 흐트린 채로 일을 하고 있을 것이다.

근력 면에서도 불안은 남아 있다. 책상 일을 하고 있더라도 점심시간에 몸을 움직인다든가, 휴일에 스포츠를 즐긴다든가, 매일 자주 걷는다든지 하면 근력의 저하는 꽤 막을 수가 있다. 그러나 그렇게 하지 않는한 운동부족에서 근력저하에 이르기까지 날로 나빠지기만 한다. 몸을 항상 사용하는 일이라면 매일 노동으로 근육이 단련되어 있겠지만, 책상 일은 그것을 전혀 기대할 수 없기 때문이다.

장시간의 회의를 한 후에 요통이 일어나는 것은 이러한 사람들이다.

장시간 계속 앉아 있으면 인간은 누구나 전신의 근육이 풀려 의자에서 등을 경사지게 기울여서 앉게 된다. 그런데 이 자세가 가장 허리를 피곤하게 하고 요통을 일으키기 쉽게 하는 것이다.

장시간이 되면 될수록 배에 힘을 주고 엉덩이의 근육을 수축시키고 머리를 위로 올리는 듯한 기분으로 앉아있어야 한다.

운전수도 주의를 필요로 하는 직업

택시, 트럭 등의 운전수도 앉아서 하는 일을 한다는 점에서는 책상 일을 하는 사람과 같다. 사고를 일으키지 않으려고 끊임없이 신경을 곤두세우고 있지 않으면 안되는 점과 앉는 자세에 진동을 더한다는 점에서 생각하면 책상 일을 하는 것보다 훨씬 더 허리에 부담이 크다고 말할 수 있을지도 모른다.

게다가 택시나 트럭 운전수의 경우에는 24시간 근무도 적지 않다. 피로가 겹치면 점점 더 요통을 일으키기 쉬워지는 상태가 된다.

최근 차는 허리에 부담을 주지 않는 좌석으로 만들어지고 있지만 체격이나 체형 등에 따라 좌석의 높이와 핸들과의 거리를 달리 해야 한다.

좌석의 높이는 사무용 책상 보다 약간 낮게, 등받이에 허리가 꼭 끼이도록 앉는다. 허리와 좌석 사이에 틈이 생기면 타올을 말아 그 사이에 채워 넣도록 한다. 좌석과 핸들과의 거리는 무릎과 팔꿈치를 가볍게 굽혀 핸들이 잡혀질 정도로 하면 된다.

서있는 일도 요통에 걸리기 쉽다

점원, 웨이터, 웨츄레스 등, 하루종일 서서 일을 하는 사람도 요통을 호소하는 경우가 많은 것 같다.

특히, 웨이터와 웨츄레스와 같이 서 있을 뿐만 아니라 유리잔과 같이 깨지기 쉬운 것을 쟁반에 올려 옮기는 일을 할 경우에는 쟁반을 드는

쪽에 중심이 기울어져 허리가 부자연스러운 상태가 된다. 좁은 통로를 서둘러 빠져 나가지 않으면 안된다고 하는 것도 허리에 부담을 주게 된다.

또 하이힐을 신으면 엉덩이가 뒤로 빠지기 때문에 요추의 전만(前彎)이 강해진다.

아무래도 하이힐을 신지 않으면 안되는 직장일 경우는 휴식시간만이라도 신을 벗고 다리와 허리의 피로를 풀도록 한다.

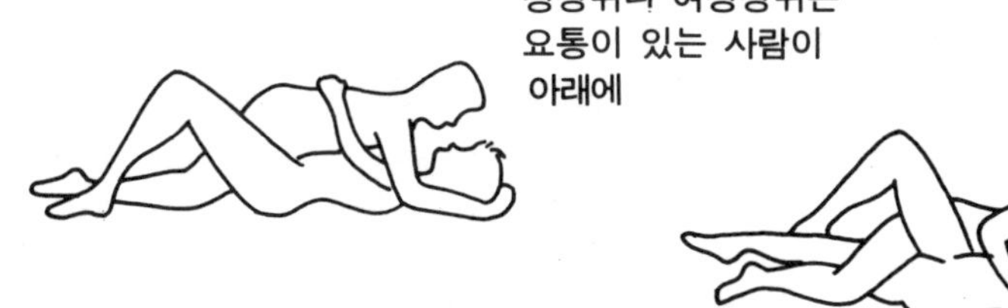

성생활은 정신적으로도 육체적으로도 릴렉스한 상태가 생겨나므로 너무 장시간이 된다든지 부자연스러운 자세가 되지 않는 한 요통에 나쁜 영향을 주지는 않는다.

요통이 심한 사람이라면 성욕도 없게 마련일 것이다. 성욕이 있을 정도의 사람이라면 경증으로 성생활에도 차질이 없다.

운동 부족인 사람에게 있어서는 적당한 운동이 되도록 한다는 면도 있고, 요통 예방에도 도움이 된다. 요통이 있으면 허리의 근육이 긴장해서 수축하는데, 섹스를 하면 근육이 자연스럽게 릴렉스되기 때문에 치료적인 효과도 있다.

단, 거기에는 역시 무리 없는 체위여야 한다는 조건이 붙는다. 멋있는 체위를 흉내내어 요통을 일으키는 경우도 꽤 있다. 특히 허리 밑에 베개를 넣는다든지, 좌위 등 허리를 휘게 하는 체위는 요추의 전만을 강하게 해서 요통의 원인이 되게 한다.

안심할 수 있는 체위는, 정상위나 여성 상위로, 요통이 있는 사람이 아래가 되도록 하는 것이 좋을 것이다. 아래가 되는 사람이 무릎을 가볍게 굽히면 허리에의 부담은 더욱 적어진다. 또 측와위도 좋을 것이다.

기발한 체위가 아니더라도 정신적인 결합이 기본이 되면 만족된 성생활을 할수 있는 것이다.

✻ 요통의 치료방법

현대인에게 많이 생기는 심인성 요통이란

마음의 병에서 오는 요통

'병은 마음에서'라고 하는 말은 요통의 경우에도 들어맞는다. 특히 '요통증'이라고 하는 타입의 요통은 마음이 원인이 되는 경우가 많은 것 같다.

요통증이라고 하는 것은 통증은 있는데 뢴트겐 촬영을 해보아도 원인을 알 수 없는 요통을 말한다. 요통증의 환자 중에는 병원에서 검진을 받고 어느 곳도 나쁜 데가 없다는 진단이 내려진 순간 통증이 사라졌다고 하는 예도 있다. 이것은 요통증에는 심인성이 있다고 하는 가능성을 증명해 주고 있는 것인지도 모른다.

물론 한번의 진찰로 고쳐지는 요통증은 적고, 대부분 사람의 경우는 만성화이다. 그런데 만성 요통인 사람은 걱정이 많고 세심하며 일에 집착하는 사람에게 많다는 보고도 있다. 같은 정도의 통증인데도 낙관적인 사람은 대단한 일로 생각하지 않는 반면, 비관적인 사람은 신경을 써서 그런지도 모른다.

어쨌든 심인성 요통은 적지 않은 것 같다.

그러면 어떤 심리적 요소가 요통을 일으키게 하는가를 생각해 보자.

현실로부터의 도피가 요통이 되어 나타난다

기계화가 진전되어 인간의 육체노동은 많이 경감되었다. 그 반면 동시에 합리화, 생략화 때문에 관리도 진전되어 스피드가 요구되고 프로그램이 없는 활동은 허락되지 않게 되었다. 그래서 심리적인 압박은 오히려 옛날보다 커졌다고 말할 수 있다.

교통기관의 발달로 사람과 물건을 편하고 빨리, 멀리 운반한다고 하는 은혜를 입게 되었지만 그 스피드에 인간의 마음과 육체가 따라가지 못한다고 하는 사태가 생겨나게 되었다. 제트기로 여행한다든지 할 때의 시차 문제 등은 그 좋은 예일 것이다.

직장에서의 인간관계도 복잡해져서 거기에서 받는 스트레스도 크다고 한다.

가정에서조차 핵가족이 늘어나 상담 상대가 없고, 지역사회에서도 연관이 적고, 남편이 일에 쫓기어 가족과 보낼 시간을 가질 수 없는 등 휴식처라고도 말할 수 없는 처지가 되어간다.

이와 같이 현대사회는 인간의 마음을 억압하는 것이 크기 때문에 그 엄격한 현실에서 도피하고자 하는 욕구도 자연히 강해진다. 그 욕구가 요통이 되어 나타나게 되는 것이다.

요통으로 도망쳐 들어가는 배경에는 일의 스트레스, 직장에서의 인간관계, 이웃과의 문제, 가족문제, 애정관계도 연관이 있는 것 같다.

심인성 요통은 뢴트겐 촬영을 해도 나타나지 않을 뿐만 아니라, 어떠한 문제가 마음을 억압하고 있는지도 좀처럼 찾아내기 어렵다.

우울증이 속에 감추어져 있다

심인성 요통 중에서도 심각한 것이 '가면 우울증'이라고 불리는 병이다.

우울증이라고 하는 것은 감정이 우울해져서 의욕을 잃는 정신 질환의 하나이다. 우울증은 다른 정신질환과 신체의 병과 같은 증상을 나타내는 경우가 많고, 그것을 가면 우울증이라고 부르고 있는데 요통을 호소하고 있는 안쪽에 우울증이 숨겨져 있을 때가 때때로 있다. 요통이라는 가면을 쓰고 있는 우울증이라는 말인데 가면의 안쪽에 있는 진정한 얼굴을 찾아내는 일은 무척이나 어려운 일인 것이다.

정신과 치료와 함께 가족의 협력도 필요한 병이라고 할 수 있다.

요통을 일으키는 전신의 병

척추나 추간판 등뼈, 근육, 힘줄, 인대 등이 원인이 되어 일어나는 요통은 정형외과에서 치료한다. 그러나 그 이외에 어떠한 병이 있고, 그 병의 하나의 증상으로서 요통이 나타나는 경우도 있다.

심인성 요통도 그 하나라고 말할 수 있으며, 임신·출산에 의한 요통도 병이 아닌데도 정형외과 이외의 원인으로 생기는 요통이다.

그 외에도 다음과 같은 병을 들 수 있다.

소화기계의 병

위, 장, 췌장 등이 나빠져서 요통이 생기는 경우도 있다. 또 변비가 원인이 될 경우도 있다.

뇨도계의 병

신장, 방광, 뇨관 등의 병은 요통을 일으키기 쉽고, 특히 결석은 격심한 통증을 일으키는 경우가 많은 것 같다. 뇨도 감염증일 경우에는 발열, 배뇨시의 통증, 혈뇨, 단백뇨 등도 나타난다.

부인과의 병

난소와 자궁 등의 종양, 자궁내막증, 부속기염증 등 부인과의 병은 요통을 수반하는 경우가 많은 것 같다. 그 외에도 발열과 부정출혈도 나타난다. 또한 병은 아니지만 생리가 시작되기 전이나 생리 중에 요통이 생기는 사람도 있다.

이와 같은 사람은 생리불순이 될 경우가 많고, 하반신을 차게 하면 요통이 심해지기 쉬워진다.

감기, 인플루엔자

감기와 인플루엔자 등의 감염증에서는 근육과 관절이 아픈 때가 자주 있고, 요통을 일으키는 경우도 많은 것 같다.

전신의 무력감, 발열, 기침, 콧물 등의 증상 외에 유행하고 있는지 어떤지도 판단의 안목이 될 것이다.

암

척추는 암이 전이되기 쉬운 곳으로 전이되면 요통이 생긴다.

① 요통의 원인과 그 대책

요통증

두 사람 중에 한 사람은 먼저 이 타입

한마디로 요통이라고 해도 여러가지 종류가 있다. 그 중에도 가장 많은 것이 '요통증'이다. 요통증은 모든 요통의 반절 이상을 차지한다고 말해지고 있다.

요통증이라고 하는 병명은 추간판 헤르니아라든가 척추분리증 등의 병명에 비해 애매하게 느껴지기는 하지만 실로 뭐라고 딱 꼬집을 수 없는 허리의 통증이 요통증의 커다란 특징인 것이다.

검사에서는 이상이 나타나지 않는다

허리의 통증을 호소하는 환자가 정형 외과를 방문하면 문진, 뢴트겐 촬영, 혈액 검사, 뇨 검사 등 갖가지의 검사를 한다. 그 결과 추간판의 수핵이 선유륜의 갈라진 곳에서 튀어나와 있는 경우에는 추간판 헤르니아, 추간판이 변형되어 있을 때는 변형성척추증이라는 진단이 내려진다.

그런데 요통증의 경우에는 이와 같은 검진을 해도 원인이 밝혀지지 않는다. 다른 병명을 붙일 수 없는 병에 이 병명을 붙이기 때문에 병명의 '쓰레기통' 등으로도 불려지고 있다.

통증이 언제부터 시작되었는지 본인은 확실히 자각하지 못하는 것이 대부분이고 치료하기 어려운 만성화가 되기 쉬운 요통이다.

나쁜 자세, 비만, 피로 등이 원인

뻐근하게 통증이 생긴다고 하는 이 요통의 특징을 생각해 보면 어떤 자극을 되풀어해서 받고 있다든지, 자극이 얼마간 쌓였다든지, 또한 거기에 자극의 원인이 일상 생활에 있음에 틀림없다고 하는 것을 알 수 있게 된다.

다른 요통과 마찬가지로 요통증을 일으키는 기반으로서 요추의 노화와 운동 부족을 들 수 있다. 그러나 요통증의 경우에는 나쁜 자세, 비만, 심리적 압박, 피로 등이 반복 자극이 되어 그것이 겹쳐서 생기는 것이다.

요통증으로 통증이 나타나기 쉬운 장소는 압력이 가장 많이 가는 제5요추와 선골 사이이다.

이 부분에 지금 말한 것 같은 자극이 되풀이되면 비뚤어짐이 생겨 통증이 되어 나타나는 것이다. 그럼 이번에는 그 통증을 보호하려고 주위의 근육이 긴장해서 수축하게 된다. 근육이 긴장하면 혈액순환이 나빠져서 그 때문에 긴장은 점점 더 강해지고 통증도 더해가는 것이다.

한번 허리에 통증을 느끼게 되면 이러한 통증의 악순환에 빠져들어 좀처럼 낫지 않는 것이다.

둔탁한 통증이 특징

'무겁다', '나른하다', '딱딱하다', '뻐근하다' 등 요통증의 증상은 여러 가지인데 둔탁한 통증이라는 점에서 일치하고 있는 것 같다.

통증의 정도도 때로는 하루종일 아프기도 하고 같은 자세로 장시간 계속 있었다든지, 피로가 겹쳤을 때, 혹은 하반신을 차게 했을 때 통증이 심해지는 경우가 많다고 한다.

또, 옆으로 한다든지 허리를 뻗는 동작을 한다든지, 목욕탕에 들어가 따뜻해지면 통증이 덜해지는 경우도 있다. 이것은 긴장상태에 있었던 근육이 늘어나게 된다든지 따뜻해져서 혈액순환이 좋아져서 통증의 악순환에서 벗어날 수 있기 때문이다.

그러나 이와 같은 방법으로 통증이 나아졌다고 하더라도 그것은 일시적인 것으로 원인이 되고 있는 자극을 배제하지 않으면 또다시 재발된다.

처음에는 가벼운 요통증이었다가 아프고 치료하는 것을 반복하는 사이에 추간판 헤르니아가 되는 경우도 있다. 요통증인 사람은 한번 자신의 생활을 돌아보아 총점검을 해 보도록 한다.

요통인 사람에게 좋은 의자와 책상 고르는 법

책상에 앉아 일하는 시간이 많은 사람에게 요통이 많은 것은 운동 부족과 앉는 자세가 나쁜 데에서 오는 경우가 있고, 의자와 책상이 적절하지 않는 점도 이유로서 들 수 있다.

요통이 있는 사람에게 좋은 의자 높이는 **뒤꿈치**에서 무릎까지가 같든지 조금 낮고, 좌석의 길이는 엉덩이를 의자 등에 붙이고 앉았을 때 허벅지와 같든지, 주먹 하나 정도 **짧은** 길이가 좋을 것이다. 등받이는 있는 것이 좋은가, 없는 것이 좋은가 하면, 좌석과 직각으로 등의 만곡에 맞는 커브가 있으며 견갑골 정도의 높이까지 등받이가 있는 것이 이상적이다.

좌석의 쿠션은 딱딱한 것이 좋고, 풍성한 중역용 같은 것은 보기에는 편해 보여도 장시간 앉아 있으면 피곤하다.

엉덩이가 가라앉기 때문에, 등이 둥글려져서 중심이 뒤로 기울어진다. 그렇기 때문에 중심이 안정을 찾으려면 요추의 전만이 강해지기 때문에 요통이 있는 사람은 피하는 것이 무난하다.

책상은 목을 앞으로 가볍게 구부렸을 때, 눈에서 책상까지 30cm 정도 떨어진 것이 이상적이다.

제도용 책상과 같이 책상면이 조금 앞으로 경사져 있는 책상이, 책상 위의 것이 보기 쉽기 때문에 더 좋다는 것은 말할 나위가 없는 것이다.

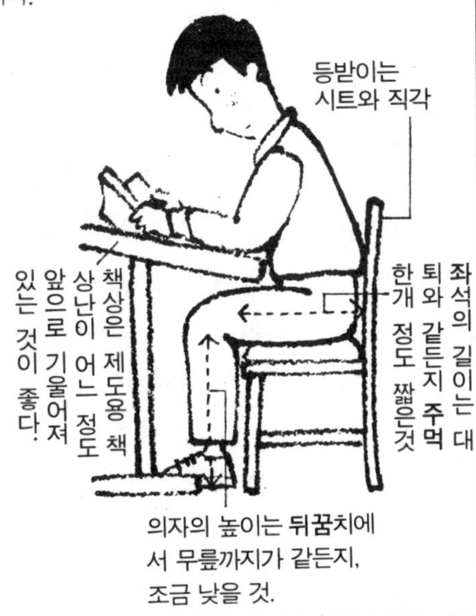

② 요통의 원인과 그 대책

추간판 헤르니아

20~40대의 왕성한 활동기에 많다

헤르니아란 몸 속에 있는 조직이 그 덮개로부터 빠져 나가는 것을 의미한다. 요통을 일으키는 대표적인 병의 하나인 추간판 헤르니아는 수핵이 선유륜의 갈라진 곳에서 빠져나간 상태를 말한다.

추간판은 수분이 많은 젤라틴 상태의 수핵과 그것을 감싸는 선유륜이라고 하는 반지 모양의 결합조직으로 이루어져 있다. 추체와 추체 사이에 있으면서 외부로부터의 충격을 완화시켜주는 쿠션의 역할을 맡고 있는 것이 이 추간판이다. 따라서 몸을 움직일 때에는 놀랄 정도의 압력이 가해진다. 추간판은 언제나 혹사당하고 있는 곳이다.

게다가 수핵은 20대부터, 선유륜은 30대부터 노화가 시작된다. 그와 함께 수분이 적어지기 때문에 이때부터 선유륜에 갈라진 틈이 생기는 등 트러블이 일어나기 쉬워지는 것이다.

추간판 헤르니아는 요통증에 이어 많이 나타나는 트러블인데 연령이 많은 사람보다도 20대에서 40대까지의 활동이 왕성한 연령에 많은 것이 특징이다. 이것도 추간판의 노화가 일찍부터 시작된다는 것을 말해주는 것으로 생각된다.

추간판 헤르니아는 어느날 갑자기 생기는 일도 있고 어느 사이엔가 증상이 느껴지는 경우도 있다. 또 삐끗하는 경우를 반복하는 사이에 헤르니아가 되는 경우도 있다.

갑자기 생겼을 경우는 대개 갑자기 허리를 비튼다든지, 무거운 물건을 들어올렸을 때 등 허리를 삐끗한 것이 원인이 될 경우가 많다.

좌골(座骨) 신경에 따라 다리에도 통증이 온다

허리의 뼈(요추)는 다섯 개의 추체(椎體)와 5개의 추간판으로 되어 있다. 이 가운데 가장 헤르니아를 일으키기 쉬운 것은 제4요추와 제5요

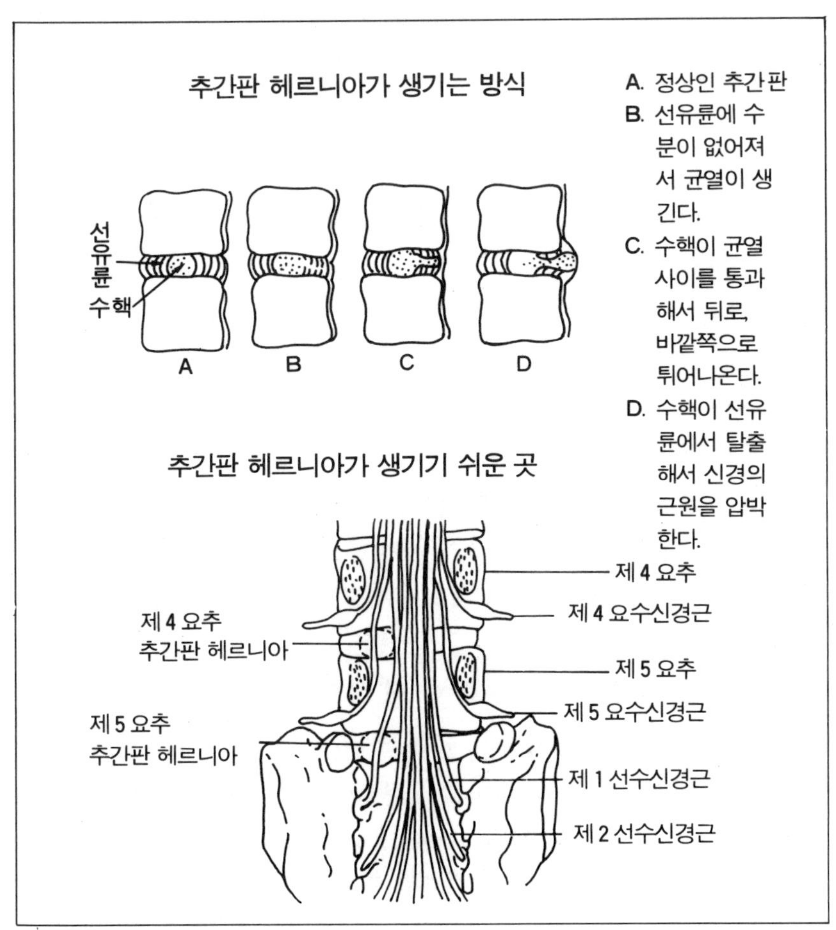

추의 사이에 있는 추간판과 제5요추와 선골의 사이에 있는 추간판 2군데이다. 요통증 등 다른 요통도 대부분이 2군데가 표적이 되니까 평소에 이곳에 부담이 가지 않도록 잘 해달라는 것이다.

그런데 추간판 헤르니아 병에는 몇 가지의 특징이 있다.

통증이 허리에만 국한된 경우도 물론 있지만 대부분은 허리에서 엉덩이, 다리에까지 통증이 확산된다. 하지의 통증은 좌골신경의 근원인 곳이 헤르니아에 의해 압박을 받기 때문에 일어나고 '근성좌골신경통(根性座骨神經痛)'이라고 불리워지고 있다.

이 하지의 통증은 재채기나 기침을 했을 때 좌골신경에 이어 통증이 달려 가는(이것을 방산통(放散痛)이라 한다) 것이 특징이다. 때때로는 통증이 허리에서 발끝까지 달리는 경우도 있다.

또 움직일 때에 요통이 강하게 나타나는데, 특히 몸을 앞으로 구부리면 심하게 아프다. 옆으로 하면 통증이 편안해지는데, 이것은 추간판의 내압이 내려가기 때문이다.

그 외에도 엉덩이에서 다리에 걸쳐서 시큰거린다든지, 힘이 없어진다든지 하는 증상이 나올 때도 있다.

헤르니아가 일어나는 장소에 따라서는 무릎이나 아킬레스건 등의 반사가 약해지는 경우도 있다.

또 다리를 뻗고 똑바로 누운 자세에서 누군가에게 한쪽 다리를 천천히 들어올려 달라고 해 보면, 건강한 사람이라면 다리가 허리의 직각이 될 때까지 올라가지만 추간판 헤르니아가 있을 때는 통증 때문에 그다지 높이 올라가지 못한다.

수술이 필요한 것은 다섯 사람 중 한 사람

추간판 헤르니아의 치료라고 하면 일반인은 금방 수술을 상상하겠지만 실제로 수술을 요하는 경우는 전체의 20% 정도에 지나지 않는다. 수술이 필요한 경우라도 90% 정도가 통증이 없어지든지 가벼워진다. 신뢰할 수 있는 의사에게 가서 진료와 치료를 받는 것이 좋을 것이다.

③ 요통의 원인과 그 대책

삔 허리

조금의 부주의로 일어나는 경우도

삔 허리는 갑작스런 동작을 계기로 급격한 통증이 엄습해 오는 것이기 때문에 독일어로는 '헥센슈스(마녀의 일격)'라고 부르고 있다.

골프나 야구로 스윙을 했을 때라든가, 무거운 물건을 들어올렸을 때 등 허리의 근육을 갑자기 심하게 사용했을 때 잘 생기는데, 화장실에서 일어설 때 갑자기 생긴다든지, 세면대에 엎드려 씻고 있던 얼굴을 들 때 생긴다든지 정말로 잠깐의 부주의로 생기는 경우도 적지 않다.

모두다 순간적인 격심한 통증에 눌려 허리를 움직일 수 없게 된다. 침대 위에서 잠깐 몸을 돌리는 것, 기침을 하면서 몸을 웅크리는 것 등 허리에 가볍게 영향을 미친 것인데 실로 마녀의 일격이란 말에 어울리는 갑작스런 통증이 아닐 수 없다.

돌연히 이와 같은 통증이 엄습하는 원인으로서 다음과 같은 것을 생각할 수 있다.

하나는 추간판의 선유륜이 일부 잘려져 버린 경우이다. 선유륜의 주변은 통증을 느끼기 쉬운 장소이기 때문에 강한 통증이 나타나는 것이다.

또 척추의 뒤에 있는 추체와 추체를 연결하는 작은 관절이 무리하게 움직여 관절을 싸고 있는 포장(관절포)과 인대가 염좌를 일으킨 경우도 강한 통증이 나타난다.

게다가 뼈에 붙어있는 근육이 떨어져 나갔을 때도 일어날 수 있다.

삔 허리는 척추에 확실한 변형이 있을 때 이외는 뢴트겐에 이상이 나타나지 않는 경우도 적지 않다.

재발을 반복하면 추간판 헤르니아도

삔 허리는 증상이 눈에 띄기 때문에 다리와 무릎을 굽혀서 옆으로 누운 자세로 안정하고 있으면 며칠 내로 통증이 가벼워지는 것이 보통이다.

안정과 동시에 냉찜질을 한다든지 핫팩을 사용해서 온찜질을 하는 것도 좋을 것이다.

그러나 통증이 약해지기 전에 활동을 하면 악화되어 오히려 오래도록 앓게 된다. 처음에 무리하지 않는 것이 중요하다.

또 한 번 치료해도 재발하는 경우가 많고, 재발을 거듭하는 사이에 추간판 헤르니아가 되는 경우도 있다.

삔 허리도 다른 요통과 마찬가지로 운동 부족이 기반이 된 것이기 때문에 통증이 가벼워지면 요통체조를 한다든지, 자주 걷는다든지 해서 근육을 단련시키는 것이 필요하다.

얼마동안은 무거운 물건을 들지 말고, 구부정한 자세로 일을 하지 말고, 오랜 시간 같은 자세로 있을 때는 때때로 쉬어서 체조를 하는 등 주의를 잊어서는 안된다.

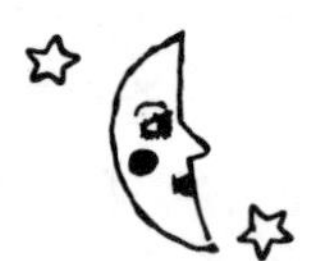

④ 요통의 원인과 그 대책

그 밖의 요통

등뼈의 노화가 불러 일으키는 변형성 척추증

추간판 헤르니아와 같을 정도로 많은 것이 변형성 척추증으로 노화에 따라 척추가 병적인 변화를 일으키기 때문에 허리가 아프다.

추간판의 노화는 젊었을 때부터 시작되고 오랫동안 사용되어 오는 중에 몸의 무게에 눌려 찌그러져 간다. 추체에는 작은 외상이 몇 겹이나 겹쳐져서 뼈의 각에 말려 다발과 같이 돌기가 나와 있다.

이 돌기 때문에 추간공(椎間孔)이라고 하는 신경이 나와 있는 구멍이 좁아지는 경우도 있다.

그러나 이 정도의 확실한 변화가 보임에도 불구하고 그다지 통증이 일어나지 않는다. 아마도 이것은 오랫동안 천천히 진행되기 때문에 신경도 피하면서 통과해 압박을 받지 않고 살고 있기 때문이라고 생각된다.

변형성척추증인 사람이 허리의 통증을 호소하는 것은 요추의 활동이 나빠져서 상체를 안정시킬 것이 어려워져서 근육에 부담을 주기 때문이라고 생각된다.

또 근육이 수축되어 혈액순환도 나빠져 있다. 그래서 허리를 따뜻이 해서 혈액순환을 촉진시킴과 동시에 체조로 근육을 잘 움직이게 하면 편안해진다.

격심한 스포츠 경험자에게 많은 척추분리증, 미끄러짐증

척추분리증이란 척추의 상관절돌기(上關節突起)와 하관절돌기(下關節突起) 사이에서 분리해 버리는 상태를 말한다. 뢴트겐 촬영을 하면 이 부분의 뼈가 끊어져 있는 것처럼 비춰진다. 분리가 가장 일어나기 쉬운 곳은 제5요추 다음으로 제4요추가 그러하다.

그러나 분리가 있는 사람이 모두 요통을 일으키기 쉬운 것은 아니다. 자각증상을 완전히 호소하지 못하는 사람도 꽤 있다. '허리가 피곤하다, 뻐근하다'라는 둔감한 통증을 일으키는 것은 요통증과 거의 같다.

한편 척추 미끄러짐증은 분리된 척추가 앞으로 빠져나간 상태를 말한다.

증상은 역시 요통증과 거의 같은데 빠져나간 정도가 심하면 하지에 방산통과 쑤심 등이 생긴다. 가벼운 정도라면 일상생활에서 주의, 요통

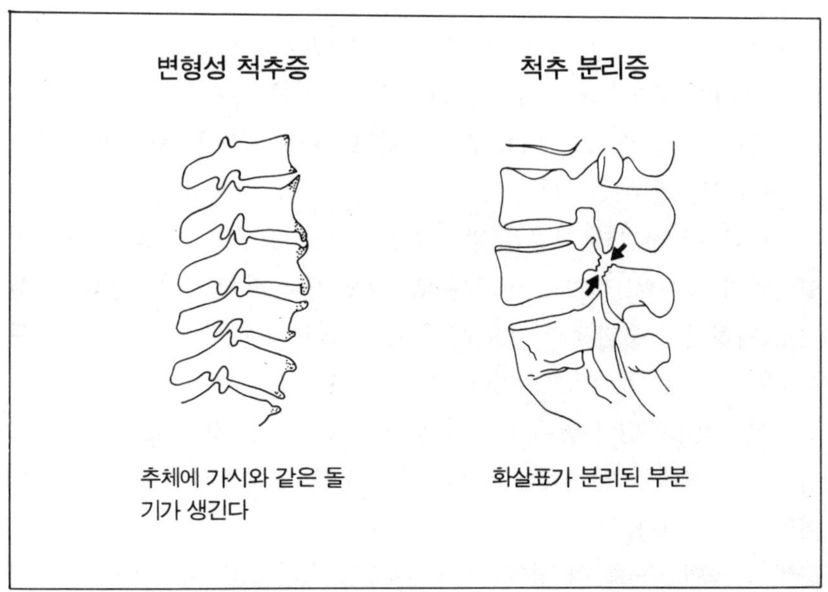

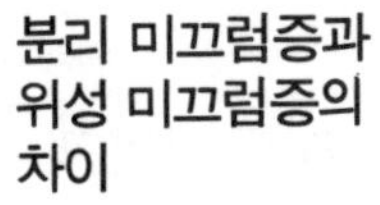

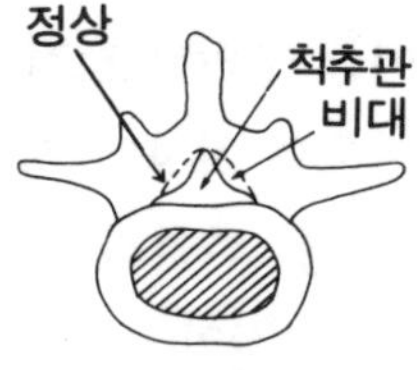

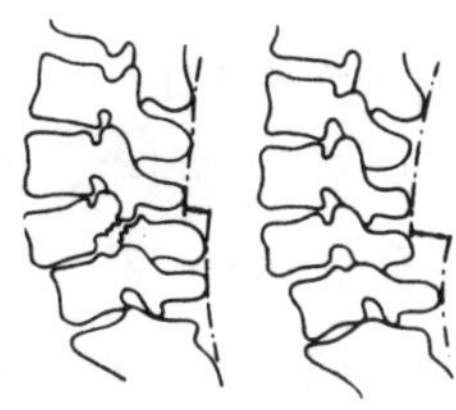

정상(점선)인 것에 비해서 뼈가 비대해서 척추관(실선)이 좁아져 있다.

체조로 통증을 없앨 수 있는데, 심하면 수술을 하는 경우도 있다.

척추분리증의 원인은 태어날 때부터의 골절 이상 외에 스트레스에 의해 피로 골절을 일으키기 때문이 아닌가 하는 설도 유력하다. 소년기를 지날 때부터 나타나서 35세 이후에는 일어나지 않는 것이 이 척추분리증의 특징이다.

그러나 성장기에 과격한 스포츠를 하는 어린이에게 많다고 하는 데이터도 있다. 또, 여성보다 남성에게 많이 나타난다. 분리가 있기 때문에 척추가 앞쪽으로 미끄러져 나가는 것을 분리미끄러짐증이라고도 말한다. 그 정도에 따라서는 척추관(脊椎管)이라고 하는 척수(脊髓)가 통과하고 있는 통로가 좁아져서 척수신경(마미신경)과 신경근이 압박되기 때문에 손발의 저림과 보행 곤란 등도 일어난다.

50~60대의 여성에게 많은 척추위성(脊椎僞性) 미끄러짐증

척추 관절 돌기 부분에 분리가 없는데도 척추가 미끄러지고 있는 경우를 말한다. 무분리 미끄러짐증이라고도 말한다. 분리가 있는 미끄러짐증이 제5요추에 많이 일어나는 것에 대해서, 위성 미끄러짐증은 제4요추에 많이 일어난다.

요통 환자의 반 정도가 이 증상으로 50~60대에 많고 남성보다 여성쪽이 많다고 하는 특징도 있다.

다리의 마비를 수반하는 척추관협착증(脊椎管狹窄症)

척수를 감싸듯이 보호하고 있는 척추관이 좁으면 척수신경과 신경근이 압박되어 요통, 다리의 통증이나 저림, 보행 곤란 등의 증상이 일어난다. 원인은 선천적인 것과 척추미끄러짐증, 변형성척추증 등 다른 병의 결과로 생기는 경우 등이 있는데 개중에는 황색인대(黃色靭帶)와 후종인대(後縱靭帶)의 비대가 되는 것도 있다.

요통 체조, 약의 투여, 콜셋 등의 치료를 하는 것 외에 정도에 따라서는 수술을 하는 경우도 있다.

골절하기 쉬운 뼈의 노화병 골조송증(骨粗鬆症;골다공증)

뼈에 칼슘분이 적어져서 뼈가 약해진 병으로 뢴트겐으로 촬영하면

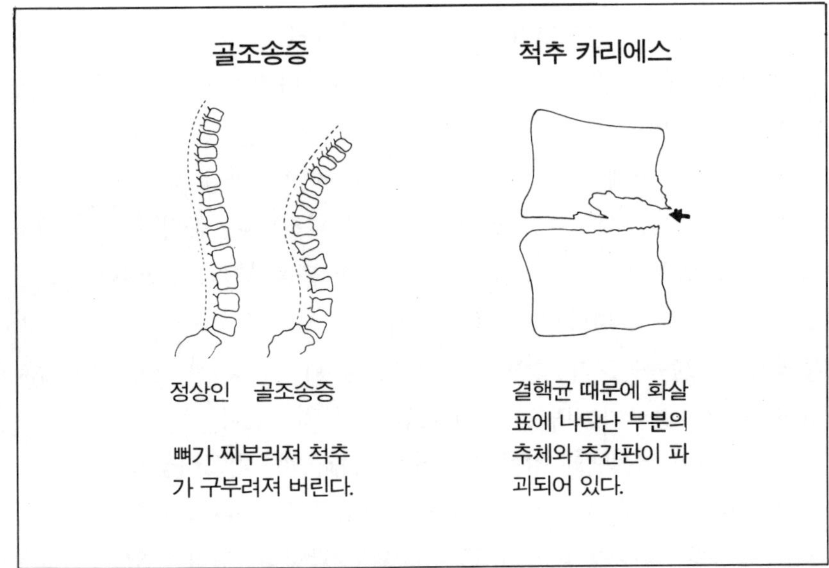

뼈가 엷게 보인다. 노화와 갱년기의 호르몬 변화 등에 따라 생기는데, 칼슘과 단백질 섭취량이 적으면 이 상태를 보다 촉진시킨다.

골질이 약해진 뼈는 당연히 저항도 약하고 엉덩방아를 찧는 정도의 약한 자극에도 추골이 찌그러져 버린다. 뼈가 찌그러진 위치에 따라 등골이 아파진다든지 허리가 아파진다든지 한다. 몸을 움직이면 늑간신경(肋間神經)과 좌골신경(座骨神經)에 의해 통증이 생기는 수가 있다. 또 증상이 진행되면 다수의 추골이 찌그러져 척추가 짧아지기 때문에 등이 구부러진다.

안정하고 콜셋이나 등받이대 등을 감싸서 척추를 안정시킴과 동시에 칼슘과 단백질을 충분히 섭취하는 등 식생활상의 주의도 필요하다.

결핵균의 감염으로 생기는 척추 카리에스(Karies)

결핵 감염이 척추에까지 미치는 상태로 항결핵제가 없었던 때는 요통이라고 하면 먼저 카리에스를 의심했었다.

결핵 그 자체가 적어진 요즘에는 드문 병이 되었지만 그 때문에 오히려 눈에 띄지 않는 부분도 꽤 있다.

식은 땀, 전신의 권태, 미열, 식욕 부진 등 결핵으로 보이는 증상 외에 척추가 마치 한 장의 판이 된 것처럼 활동이 나빠지고, 움직이면 통증이 심하다. 진행되면 추체와 추간판이 파괴되어 고름이 고인다든지, 고름이 척수신경을 압박해서 마비가 일어나고 다리가 움직이지 않는 경우도 있는데 조기발견, 조기치료를 행하면 척추도 변형하는 일 없이 고칠 수 있다.

양성인 경우 대부분 척수 종양

척추관 내에 생긴 종양을 말한다. 수는 미약하지만 오랜동안 허리의 통증이 계속되어 추간판 헤르니아와 요통증으로 착각하기 쉬운 것도 있으니까 주의한다.

마미신경(馬尾神經) 종양에 의한 요통은 자는 동안도 몸의 움직임에 따라서 통증이 심한 것이 특징이다. 통증이 계속된다든지, 갑자기 아프

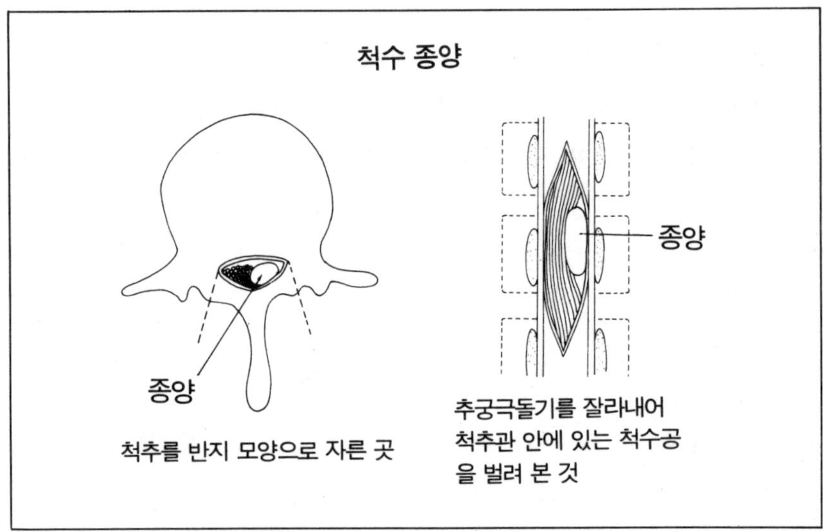

지 않다든지 하는 등 통증에 일정한 규칙성이 없는 것도 특징이다.

　종양이 커지면 지각장애와 운동장애 등도 일어나고, 배뇨·배변에 부자유스러운 느낌도 주게 된다.

　종양은 양성인 경우가 대부분으로 빨리 수술해서 제거하면 기능장애를 남기는 일은 그다지 없다.

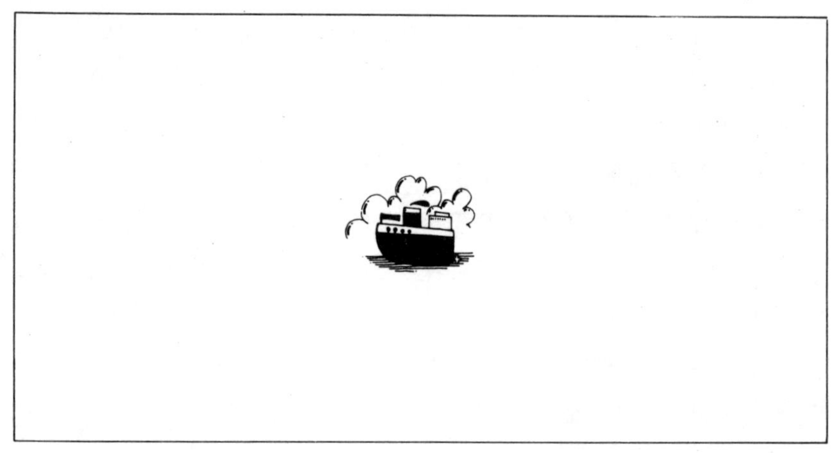

① 병원에서는 이렇게 치료한다

원인을 정확히 찾아내는 최신 진단

적절한 치료를 하기 위해서는 무엇보다도 먼저 정확한 진단을 내리지 않으면 안된다. 다행히 최근에는 검사 방법과 수단도 여러가지로 진보되고 진단도 빠르고 정확하게 되었다. 병원에서는 요통의 치료를 행하기 전에 어떠한 것을 하는지 순서에 따라 얘기해 보자.

문진—어떤 병인가 대강을 맞춘다

문진은 어느 병의 경우라도 가장 먼저 행하는 중요한 진찰 순서이다. 여기에서 연령, 직업, 병의 시작은 언제였는가, 자각증상으로서 어떤 것이 있는가, 그 경과는 어떠한가, 가족의 병은, 생활 방식 등을 묻고 대강의 짐작을 해서 어떤 검사가 필요한지를 정한다.

진찰—척추의 이상, 신경마비 등을 조사한다

요통은 척추에 원인이 있는 것이 대부분인데, 대개의 경우 척추와 그 주위에 이상이 없는지 어떤지를 조사한다. 그래서 먼저 의복을 벗고 자세를 관찰한다. 다음, 움직임을 관찰하면서 자세의 변화, 통증의 장소를 조사한다.

진찰대에 다리를 뻗고 똑바로 누워 한쪽 다리를 천천히 들어올리는 '하지신전거상시험(下肢伸展擧上試驗)'도 자주 행해지는 검사이다.

건강한 사람은 다리가 몸과 직각이 될 정도까지 들어올려지지만 좌골신경통이 있는 사람은 그다지 들어올려지지 않는다. 신경의 활동을 보기 위해서 건반사(腱反射)나 붓으로 건드려 감각의 마비가 있는지 어떤지를 조사한다.

뢴트겐 촬영—뼈의 구조의 이상을 잡아낸다

척추분리증, 미끄럼증, 변형성 척추증 등 뼈의 구조에 이상이 생긴 것은 뢴트겐으로 확인할 수가 있다.

카리에스, 암 등도 뢴트겐 사진에 변화가 나타난다.

혈액검사—전신의 병이 없나를 체크

혈액을 뽑아 혈침(혈액에 항응고제를 넣어 적혈구가 가라앉는 속도를 측정), 적혈구의 숫자, 백혈구의 숫자, 성분 등을 조사하는 경우도 있다. 뇨를 받아 뇨 속에 당과 단백질, 혈액 등이 섞여 있지 않는지 어떤지를 조사하는 경우도 있다.

혈액과 뇨의 검사에서는 척추와 근육에만 문제가 있는 것인지, 전신적인 병이나 배뇨기관계의 병일 가능성이 있는지 등을 확인한다.

그 외 생화학검사를 하는 경우도 있다.

수액검사—종양이 있는가 어떤가를 찾아낸다

척수와 척추에 종양이 생기면 척수액의 유통이 나빠져 수액 중의 단백질의 농도가 높아진다. 종양 때문에 출혈하고 혈액이 응고되는 것도 있다. 그래서 척수공(脊髓腔)에 긴 바늘을 찔러 수액을 뽑아 그 성분을 조사한다.

이때 척수액의 압력을 조사하는 것도 하나의 수법이 되고 있다.

척수조영술(脊髓造影術)—척수의 상태까지 완전히 그려낸다

보통의 뢴트겐 사진으로는 뼈의 부분밖에 비쳐지지 않기 때문에 척수의 상태까지는 알 수가 없다.

그러나 척수공 속에 조영제를 넣으면 척수공 내의 형태를 알 수가 있게 된다.

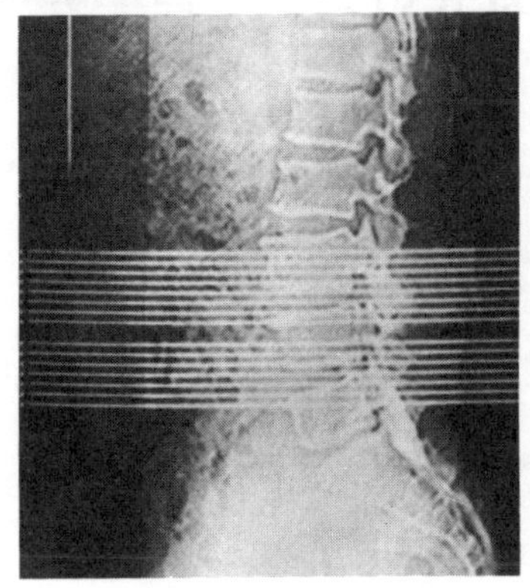
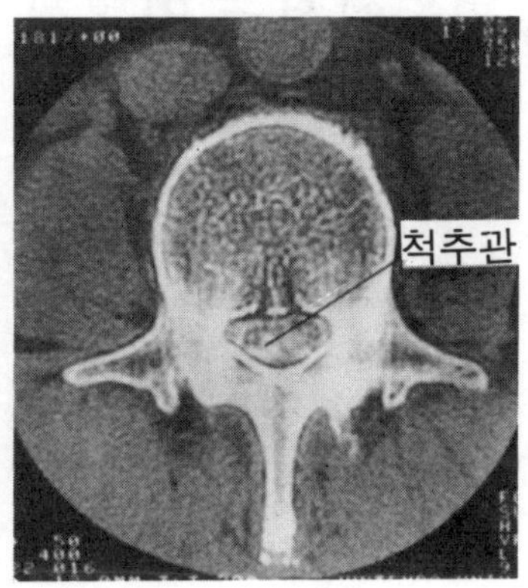

이것이 척수조영술이다.

추간판 헤르니아일 때에도 신경근이 압박을 받고 있는지 아닌지는 이 검사로 알 수가 있다.

조영제가 이전에는 유성이어서 검사가 끝난 후에 빼내었지만, 완전히 빼내는 것이 어려워 그 때문에 부작용이 생긴 일도 있었다.

그러나 최근에는 자연스럽게 흡수되어 버리는 타입의 수용성 조영제가 사용되게 되어 부작용에 대한 걱정은 적어졌다.

그 외의 조영술－헤르니아 등의 진단에 위력 발휘

조영제를 추간판에 넣고 뢴트겐으로 촬영하는 추간판조영술(디스코그래피), 신경근에 조영제를 넣고 촬영하는 신경근조영술(라지크로 그래피), 척수를 덮고 있는 경막의 바깥쪽에 있는 공간에 조영제를 넣어 촬영하는 경막외공조영술(페니드로 그래피) 등이 있다. 이들 조영술은 추간판 헤르니아와 척추관협착증 등의 진단에 위력을 발휘한다.

CT 스캔－이상의 정도도 정확히 알아낸다

컴퓨터와 뢴트겐을 조합한 촬영법으로 인체를 단면으로 잘라 단층면을 촬영할 수가 있다. 이 방법이라면 이상이 있는 장소와 그 정도 등을 꽤 정확히 알 수가 있다.

② 병원에서는 이렇게 치료한다

안전하고 확실하게 치료받는 법

어떠한 타입의 요통이라도 먼저 보존적치료(수술을 하지 않는 치료)를 우선적으로 행한다. 수술을 하는 것은 그 만큼의 효과를 기대할 수 없는 경우이다. 보존적 치료 중에서도 제일로 행해지는 것이 안정이다. 가정에서는 또한 냉찜질이나 온찜질을 하겠지만, 여기에서는 주로 병원에서 행하는 치료법을 소개하겠다.

견인요법—허리의 안정을 취하고 추골과 추간판의 압박을 배제한다

침대에 누워 골반에 밴드를 매고, 거기에 추를 달아 허리를 끌어당기는 치료법이다. 허리와 무릎 부분이 구부러진 특제 침대를 사용하는 경우도 있다. 허리를 끌어당김으로써 척추의 안정을 취한다. 또 추간판의 압박이 내려가 헤르니아 상태가 개선된다. 입원 중에는 물론 통원 치료하면서도 행할 수 있는데, 한달까지 효과가 보이지 않는다면 오래 계속해도 의미가 없다고 생각된다.

또, 요통증에는 어느 정도의 효과가 인정된 것이지만 고도의 추간판 헤르니아에는 효과를 기대할 수 없다.

장구치료—약해진 복근과 배근의 핀치 히타

추간판 헤르니아와 삔 허리의 치료에서 허리에 더어맨이라고 불리우는 연성 콜셋을 착용하는 것이 있다. 이것은 요추를 고정시키기 위해서만이 아니라 배를 단단히 눌러 약해진 복근과 배근(背筋)을 대신하는 것이다. 단 3개월 안정하고 요통체조를 행해서 약해진 근육을 빨리 강화시켜야 한다.

약물치료—염증을 가라앉히고 통증을 없앤다

통증을 없애기 위해 약물을 사용하는 경우도 있다. 염증을 가라앉히고 통증을 억제하는 항염증해열진통약과 근육의 긴장을 없애는 근육이완제, 신경안정제, 비타민제 등을 투여한다. 그러나 어디까지나 보조적인 수단에 지나지 않는다.

경막 외 블록(block) 치료—즉석에서 염증이 가라앉는다

약물치료의 하나로 경막외공에 약을 주사하는 치료법이다. 경막이란 척수를 둘러싸고 보호하고 있는 막으로, 그 막의 바깥쪽에 있는 공간을 경막외공이라고 부르고 있다. 여기에 스테로이드제와 국소마취제를 섞은 약을 주사하는 것이다.

이 치료법을 행하면 즉시 통증이 가라앉고 염증이 억제된다. 요통의 원인에 따라서는 효과적인 치료법으로 부작용도 그다지 걱정없다.

그러나 배수공의 바로 가까이에 주사를 하는 것이기 때문에 신중을 요한다.

수술적 요법—대부분의 통증을 제거한다

환자의 연령, 직업, 병의 원인, 병의 증상 등을 고려해서 수술을 할

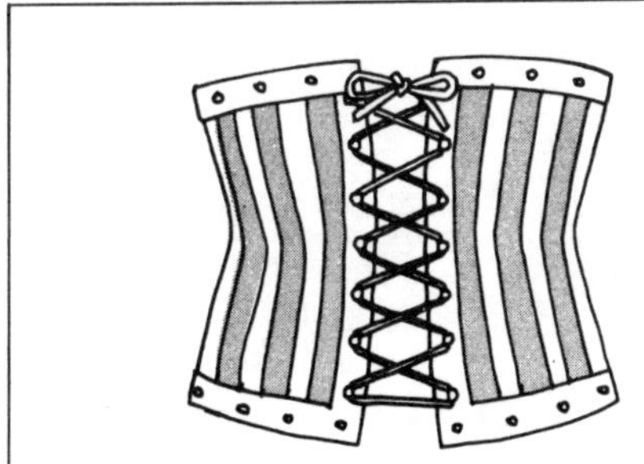

장구치료 (裝具治療)

추간판 헤르니아나 삔 허리의 치료에 사용되는 연성 콜셋.

것인가 어떤가를 판단한다. 그때, 본인이 납득한 뒤에 행하는 것은 말할 것도 없는 일이다.

예를 들면 추간판 헤르니아의 경우에는 척추의 뒤쪽에서부터 잘라서 튀어나와 있는 수핵을 적출한다든지, 척추의 앞쪽에서부터 잘라서 나빠진 추간판을 끄집어낸 다음, 골반에서 잘라낸 뼈를 넣어 고정시키는 등 수술 방법은 몇 가지가 있다.

수술에 따라 대부분의 사람은 통증에서 해방된다. 함부로 수술을 하지 말고 적절한 치료를 받아야 한다.

요통이 있는 사람이 명심해야 할 구두 고르는 방법

한국인은 구두의 역사가 얕기 때문인지 구두를 잘 못 고르는 것 같다. 어쨌든 보기에 멋있다든지, 가격으로 선택한다. 요통이 있는 사람은 좀더 신중히 선택하지 않으면 안된다. 발에 딱맞지 않는 구두나, 소재나 형에 무리가 있는 구두를 신으면 자세가 불안정하게 되어 요통을 약화시킨다.

얼굴에 개성이 있듯이 발에도 길이와 폭만이 아니라 아치형이나 발가락의 길이, 등의 높이 등 갖가지의 개성이 있는 것이다.

몸에 좋은 구두를 선택하기 위해서 먼저 중요한 것은 반드시 자신이 가게에 가서 양발로 신어 보고, 가게 안을 조금 걸어보고, 걷기 쉬운 구두인가 어떤가를 조사해야 한다. 그때, 다음과 같은 점에 주의해야 한다.

① 발가락은 서 있을 때 보다 걸을 때는 발가락 끝이 벌어진다. 구두의 끝에 발가락 끝이 벌려지는 만큼의 여유가 있는지 어떤지를 조사해야 한다. 이것이 제1의 포인트이다.

② 발가락이 벌어지는 것은 지면을 디딜 때이지만, 이때 발가락 근이 젖혀진다. 이것이 방해 받지 않을 정도의 부드러움도 필요하다.

③ 구두의 디딤 커브가 발의 커브와 맞는지 어떤지를 조사한다. 그 부분에 부풀기가 있고, 발의 아치를 받쳐줄 수 있는 구조로 되어있는 구두를 선택하도록 한다. 특히 평발의 경향이 있는 사람은 이것이 중요하다.

④ 발등의 높이와 뒤꿈치 모양도 맞추어서 체크한다.

⑤ 구두밑은 발이 착지할 때에 받는 충격이 발목, 무릎, 머리 등에 그대로 전해지지 않도록 어느 정도의 두께가 필요하다. 특히 콘크리트나 아스팔트 도로에서는 충격이 강하기 때문에 주의가 필요하다.

뒷굽의 높이는 3cm 정도의 것이 좋을 것이다. 너무 힐이 높은 구두는 불안정하고 중심이 너무 앞으로 가서 척추와 허리 근육에 부담을 주기 때문이다.

⑥ 소재는 통기성과 보온성 면에서 역시 가죽이 좋을 것이다.

✻ 요통의 치료방법

요통을 치료하는 훌륭한 의사를 찾는 법

요통을 치료하는 것은 당신 자신

어떠한 병이라도 그것을 치료하는 근본적인 힘은 의사나 약에 있는 것이 아니다. 각자에게 갖춰져 있는 병을 치료하고자 하는 힘인 것이다. 그러나 그 힘이 미치지 못하고 병이 진행하는 경우가 있다. 그래서 의사나 약은 병이 나쁜 쪽으로 진행되는 것을 막아 되돌려 고치는 힘이 나올 수 있도록 돕는 것이다.

몇 번이나 설명했다시피 요통은 일상 생활 중에서 허리에 부담이 가기 때문에 중요한 병이 된다. 일상 생활에서 받는 과중부담을 될 수 있는 한 배제하는 것은 바로 일상 생활에서 발견해 나가지 않으면 안된다.

먼저 의사의 진찰을 받을 때는 단지 단순하게 약만 받으면 된다고 하는 남에게 맡기는 태도가 아니라 의사가 적절한 진단을 내리고 거기에 대한 최선의 치료 방침을 세우도록 필요한 정보를 적극적으로 주어야 한다.

증상을 흘리지 말고 정확히 전달한다

문진에서는 필요한 정보를 정확히 전달해야 하기 때문에 일부러 얘기할 내용을 메모해 두어도 좋을 것이다.

먼저 '언제, 어떠한 일에서부터 요통이 시작되었는가'이다. 어느 때부터 아팠는가, 어느날 어느 동작을 계기로 갑자기 아팠는가, 자연스럽게 조금씩 아팠는가 등이다.

다음으로 '어떠한 통증'인가를 전달하지 않으면 안된다. 묵직한 통증인가, 찌르는 듯한 예리한 통증인가, 통증의 정도는 어떠한가, 자고 있는 동안도 아픈가, 어떤 동작을 해도 아픈가, 어느 부분이 아픈가, 시간과 날씨에 따라, 혹은 따뜻하고 추운 것에 따라 변화하는가 등 통증의 종류와 정도, 그 변화 등을 전달하는 것이 중요하다.

또 '통증 이외의 증상이 있는가 없는가, 있다면 어떤 증상인가 하는 것과 허리와 다리 등 어디가가 결리는가, 만지면 감각이 둔한 곳이 있는가, 움직이려고 할 때 활동이 나빠져 있는 곳은 어딘가 등도 진단의 중요한 수단이 된다.

납득이 가도록 질문하고 상담한다

의사와의 신뢰관계를 만드는 것은 대단히 중요한 일이다. 그러기 위해서는 정보를 정확히, 간결히 전달해야 한다.

치료에 대해서는 의사의 지시에 따르고, 모르는 것은 반드시 물어서 치료의 목적과 의미를 제대로 아는 것이 필요하다.

묻는 것을 제대로 가르쳐 주지 않는다든지, 치료 방침이 납득이 가지 않을 경우가 있을 리 없겠지만, 의사의 얘기도 잘 듣지 않고 병원을 전전하는 것은 오히려 요통을 길게 끌고 가게 된다.

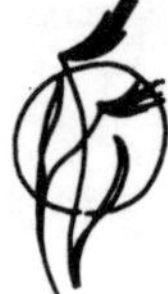

✳ 요통의 치료방법

자신도 모르게 허리를 단련하는 생활 연구

일부러 스포츠를 시작할 필요는 없다

요추 노화를 비롯해서 근력을 저하시키는 커다란 원인이 되고 있는 것이 운동량의 부족이다. 요통의 치료에 운동이 효과적이라는 것은 재삼 말할 필요도 없지만, 그래도 요통을 지닌 사람이 갑자기 스포츠를 시작했다가는 재발을 조장하지 않는다고 단정지을 수 없다.

일에 쫓기어 시간이 나지 않는 사람도 있겠고, 원래 스포츠를 싫어하는 사람도 있다.

그와 같은 사람은 일상생활 속에서 정말 조금만 연구하면 운동 부족을 해소시킬 수가 있다.

물론 스포츠나 체조를 하면서 생활 속에서 단련하는 연구도 한다면 더 말할 나위 없이 좋은 일이다.

여기에 소개하는 방법은 모두 간단한 것 뿐이니까 하나 둘 정도를 익혀 자신이 스스로 연구해 나가기 바란다.

달리기보다 걷는 것이 최고

운동부족의 해소라고 하면 금방 조깅을 떠올리는 사람이 많을 것이다. 그러나 조깅보다 편안하고 몸이 약한 사람에게도, 나이 든 사람에게도 가능한 것이 보행이다.

현대인의 근육이 이 정도로 저하된 것은 자동차를 비롯해 교통기관의 발달로 걷는 것이 우리들의 생활에서 극단적으로 적어졌기 때문인 것이다.

지금까지 어디에 갈 때에는 자동차를 사용해 온 사람이 갑자기 걸으라고 하면 실행하지 못할지도 모른다. 그런 사람은 먼저 하루에 한 번만 차를 두고 걷도록 해본다. 가까운 슈퍼에서의 쇼핑에 차를 사용해 왔던 사람은 그것을 그만두어 보도록 한다. 10분만이라도, 15분만이라도 좋을 것이다. 2주간 이것을 계속해 본다. 걷는 것이 의외로 편안하다는 것을 느낄 수 있을 것이다.

2주일 계속한 뒤에는 걷는 것을 하나 더 늘리도록 한다.

역까지 버스를 사용했던 사람이라면 버스의 이용을 그만두고, 혹은 한 역만 걷고, 점심시간이나 식사 후에 소화도 시킬 겸 15분 정도 산보하는 등 뭐든지 괜찮다.

버스를 이용하지 않고 걷도록 한다면 오히려 운동시간이 단축된다고 하는 사람도 적지 않다.

이것을 2주일 계속하면 걷는 것을 하나 더 추가한다. 이 이상 걷는 것을 늘리는 찬스는 없을 것으로 생각할지도 모르겠지만 의외로 그렇지 않다.

점심을 먹는 레스토랑을 가까운 장소에서 10분 정도 걸어서 갈 수 있는 곳으로 바꾼다든지, 담배 사는 것을 아이에게 부탁하지 말고 스스로 사러 간다든지, 어린아이나 부인에게 맡기지 말고 개와 산보를 스스로 한다든지 하는 등 여러가지인 것이다.

가정의 부인이라면 쇼핑을 한 번에 끝내던 것을 두 번으로 하고, 먼 슈퍼까지 나가는 등 생각하면 얼마든지 있는 것이다.

역시 이것을 2주일 계속하면 이번에는 걷는 방식을 연구해 본다.

걷는 속도를 올려 15분간 걸을 곳을 10분만에 걷는다든가, 차의 위험이 없는 곳을 뒷걸음질쳐서 걷는다든가, 지그재그로 걸어본다든가, 3박자나 4박자의 리듬을 짚어가며 걸어본다는 등 연구를 해 보도록 한다.

이와 같은 보행은 근력을 향상시키는데 도움이 될 뿐만 아니라, 반사신경 등을 보양하는 것도 된다. 심신의 노화방지에 가장 적절하다고 할 수 있을 것이다.

여기까지 오면 걷는 것이 괴로운 것이 아니라 오히려 즐거운 것이 된다.

일요일에 집에서 가까운 곳을 산책하는 기분이 될 것이다.

가까운 층은 꼭 계단으로

계단 오르내리기도 근력을 향상시키는데 도움이 된다. 엘리베이터나 에스컬레이터를 사용하고 있는 사람은 먼저 한 층만 자신의 다리로 오르내리도록 한다. 시간에 쫓기는 정도는 아닐테니까 누구라도 가능한 것이다. 단 맨처음은 허리에 부담이 가지 않도록 몸을 옆으로 해서 한 계단씩 천천히 밟아 오르내리도록 한다.

계단 오르내리기도 2주일이 지나면 한 계단씩 늘리도록 해본다. 요통이 가라앉으면 다시 재발하지 않도록 계단을 5층까지만 반드시 자신의 다리로 오르내리도록 한다.

가사를 불편하게 하는 것도 한 방법

가정 안에서 부자유스러운 공간을 몇 개 만든다.

최근의 부엌은 대부분의 집이 합리적으로 설계되어 있다. 될 수 있는 한 몸을 움직이지 않도록 물건이 배치되어 있을 것이다.

그러나 그러면 생활의 장에서 근력을 향상시킬 찬스를 빼앗겨버리는 셈이 된다. 합리적으로 되어있는 물건의 배치를 역으로 비합리적으로 배열해 보면 어떨까.

예를 들면 자주 사용하는 밥공기나 찻잔은 반드시 식기대 앞쪽에 놓고, 자주 쓰지 않는 식기는 안쪽에 넣어두었으리라 생각되는데 이것을 반대로 해 본다. 냄비나 자주 쓰는 것을 안쪽에 넣어둔다든지, 맨 아래

단에 넣어둔다든지 한다. 그렇게 하면 사용할 때마다 등과 손을 뻗는다든지, 허리를 구부리지 않으면 안되고 모르는 사이에 근육을 쓰게 되는 것이다.

단, 허리를 구부린다든지, 등과 팔을 뻗는다든지 하는 것은 주의를 게을리하면 오히려 요통 재발의 원인이 된다. 무릎을 사용해서 일어서고, 밸런스를 잃지 않도록 등을 뻗는 등 주의를 기울이도록 한다.

그 외에 요통체조를 매일의 활동에 넣어두는 것도 좋은 방법이다.

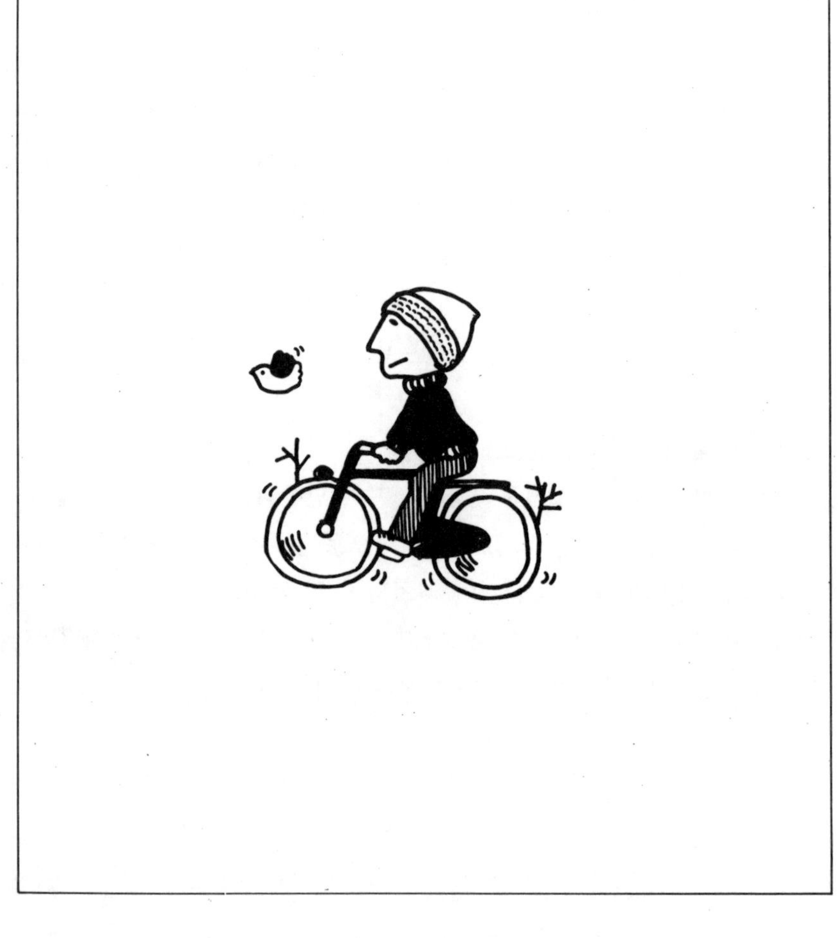

요통 환자에게 좋은 식사

뼈와 근육을 강하게 하는 영양소

식사가 직접 인과관계를 초래하는 요통은 골조송증(骨粗鬆症) 정도인데, 뼈와 근육을 강하게 하고 피로 회복을 높이는 등의 점을 생각하면 식사가 요통에 미치는 영향은 간과할 수가 없다.

어떤 식사가 중요한가를 한마디로 말하면 영양의 밸런스를 취하는 것이라고 말하겠는데, 특히 부족해서는 안되는 것이 칼슘, 단백질, 그리고 비타민 B군, C, E 등의 비타민이다.

칼슘은 뼈의 주성분이니까 충분히 섭취해 준다. 성장기에는 물론이지만 뼈는 어른이 되어도 끊임없이 신진대사를 반복하고 있는 것이다. 또, 칼슘에는 정신을 안정시키는 작용도 있기 때문에 통증에 의한 불안을 안정시키는 작용도 기대할 수 있다.

단백질은 근육, 인대, 뼈를 만들기 위한 불가결한 영양소이다.

비타민 B군은 신경이 활동할 때에 사용되는 영양소로 통증의 완화에 도움이 되는 것 외에도 피로회복의 효과도 있다.

추간판의 선유륜은 결합조직으로 만들어져 있는데 결합조직을 만들 때는 비타민 C가 사용되고 있다. 튼튼한 선유륜을 만들기 위해서는 비타민 C도 부족되어서는 안된다.

비타민 E에는 혈관을 확장시켜 혈행을 좋게 하고, 근육의 긴장을 푸는 작용이 있기 때문에 통증의 완화에도 도움이 된다.

요통에 예방 효과가 있는 식품

단백질이 많은 식품	돼지고기, 닭고기, 소고기, 간, 생선류, 조개류, 치즈, 계란, 콩, 콩제품
칼슘이 많은 식품	잔 생선, 우유, 치즈, 요구르트, 녹색 채소, 해초, 참깨
비타민 B군 이많은 식품	돼지고기, 간, 고등어, 정어리, 계란, 현미, 강화미, 배아미, 콩, 완두콩, 땅콩, 참깨, 녹색 채소
비타민C가 많은 식품	감자, 고구마, 캐비츠, 피망, 파셀리, 딸기, 레몬, 귤, 무청
비타민E가 많은 식품	장어, 가다랭이, 꽁치, 고등어, 대구알, 명랑젓, 콩, 땅콩, 참깨, 아몬드, 현미, 식물성기름

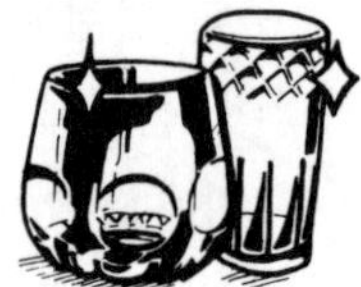

이런 스포츠는 허리를 아프게 한다

골프나 테니스는 주의를 요하는 스포츠

골프의 스윙을 할 때 갑자기 삐끗하며 허리를 삐는 수가 있는데, 골프를 한 다음 날부터 요통이 시작되었다는 등 골프는 자주 요통의 원인이 될 수가 있다.

골프로 허리를 아프게 하기 쉬운 것은 한쪽 근육에 특히 부담을 주는 스포츠이기 때문이다.

배의 근육이 약해지면 허리의 근육과의 밸런스를 잡지 못하게 되어 요통을 일으키게 되는데, 밸런스가 중요한 것은 허리의 좌우 근육의 경우에도 마찬가지이다.

스포츠를 레저나 휴식으로 생각하고 있는 사람도 있지만 최근에는 건강증진을 위해 시작하는 사람도 늘어났다. 그러나 중년을 지나 매일 운동을 하지 않았던 사람이 어느날 갑자기 골프와 같은 편중된 근육을 사용하는 스포츠를 시작하면 요통을 일으키는 수가 많을 것이다.

골프 이외에도 테니스, 야구, 볼링 등은 모두 좌우 근육의 밸런스가 잡히지 않는 스포츠이다.

이와 같은 스포츠는 적어도 시작하기 10일 정도 전에서부터 어느 정도 트레이닝을 쌓아 반드시 준비운동을 충분히 해서 근육을 따뜻이 하고 나서 시작해야 한다.

테니스의 스매시 등과 같이 순간적으로 힘을 내는 동작은 몇 번을 해 보고 익숙해지고 난 뒤 시도해 보는 것이 좋을 것이다.

골프에서도 맨처음은 스코어를 생각하지 말고 좋은 공기를 마시면서 걸을 작정으로 코스에 나가도록 한다.

플레이가 끝나면 체조로 몸을 정돈하면서 여러 방향으로 움직이거나, 천천히 목욕을 하든가, 마사지를 해서 근육의 긴장을 푼다든지 피로를 풀어주는 것이 필요하다.

수영이라면 허리에 부담을 주지 않고 근력이 생긴다

그러면 요통을 일으킬 위험이 없는 스포츠라면 어떤 것이 있을까.

제일 먼저 추천하고 싶은 것이 수영이다. 수영은 요통 예방에도 치료에도 효과가 있는 스포츠이다.

수영의 좋은 점은 물 속에서 몸을 움직이도록 하면 물의 저항을 받아 천천히 동작을 하게 된다. 그렇게 하면 관절과 근육에 무리가 가지 않게 되는 것이다. 그리고 물속에서 몸을 움직일 때는 꽤 근력이 필요하기 때문에 조금의 움직임이 모든 근력을 향상시키게 되는 것이다.

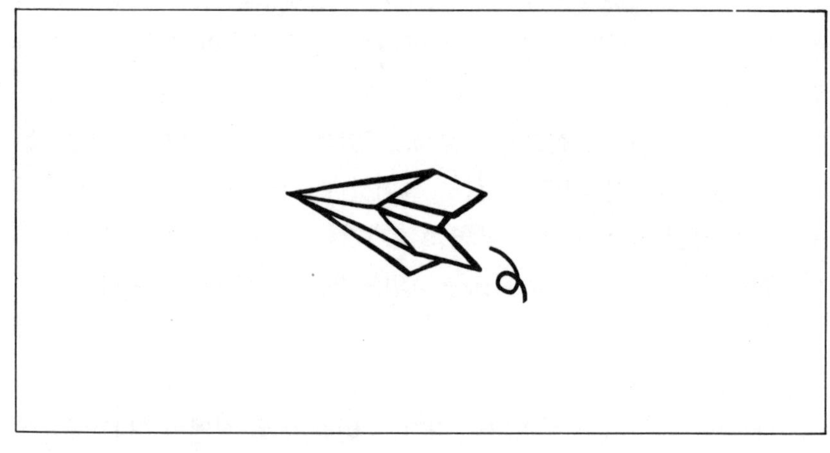

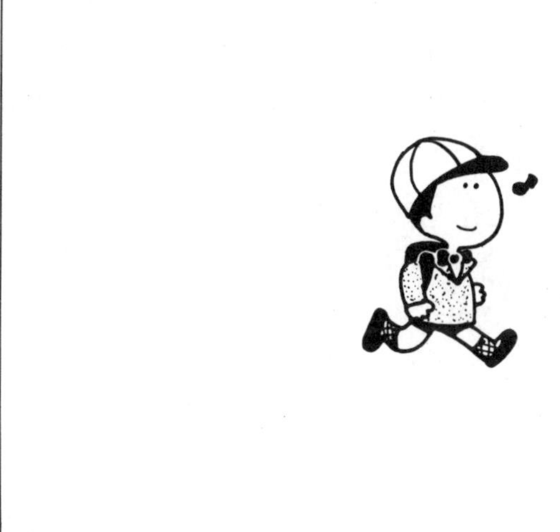

수영 방법 중에서 접영이나 목을 물 위에 내고 하는 평영은 허리에 부담을 준다고 한다. 항상 수영하는 사람이라면 상관없지만 그렇지 않은 사람은 그 외의 수영법을 즐기는 것이 좋으리라 생각된다.

또 장시간이 되면 몸이 차지기 때문에 오히려 요통의 재발을 초래하기 쉽다. 적당한 운동량을 지켜서 물에서 나오면 마른 타올로 잘 물기를 닦아내고 허리를 차지 않게 한다.

조깅, 줄넘기 등도 요통을

육상 스포츠에서는 누구나 어디에서나 할 수 있는, 어려운 기술이 필요 없고 체력에 따라 운동량도 조절하기 쉽고 돈도 들지 않는다는 점에서 조깅과 줄넘기를 권할 수 있다.

특히 조깅은 건강 증진 스포츠의 필두격적 존재로 중·노년에서부터 시작하는 사람도 많은 것 같다. 수영과 마찬가지로 전신 운동으로 심폐 기능을 높이고 비만 방지에도, 하반신의 근육 강화에도 유효하다.

그러나 달리고 있는 도중에 심장마비로 사망한다든지 하는 사람이 적지 않다. 준비 체조를 잊지 말고 무리하지 않도록 주의한다.

중·노년층 사람은 처음은 빨리 걷는 것에서 시작해서 몸 상태가 나쁠 때는 쉬도록 한다. 조깅은 건강 이미지가 강한 탓인지 쉬는 것에 죄악감이 있는 것 같다. 그러나 여러분은 경기를 목표로 하고 있는 것이 아니니까 결코 무리해서는 안된다.

또 구두가 나쁘면 허리와 무릎을 아프게 한다. 착지했을 때의 충격을 완화시키기 위해서 구두바닥이 두꺼운 슈즈, 될 수 있으면 죠깅 슈즈를 구하면 좋을 것이다.

줄넘기도 조깅과 같은 효과가 있고 또 도약을 하기 때문에 근력 강화에도 조깅 이상의 효과가 있다.

단, 단순하기 때문에 오래 계속할 수가 없는 경우가 많은 것 같다. 뒤로 넘기, 교차 넘기, 두번 넘기 등 방법을 변화시킨다든지 때때로 달리면서 넘는 등 활용시켜 변화를 가지는 것도 좋을 것이다.

근력과 평형감각을 기르는 사이클링

자전거도 수영과 러닝 등과 같은 효과가 있으며 평형감각을 기르는 데 좋은 운동이다.

단, 장거리 사이클링용 고급 자전거는 핸들이 낮기 때문에 앞으로 너무 기울어져 허리가 나쁜 사람에게는 좋지 않다. 상체가 자연스러운 자세가 되는 보통 자전거를 선택해서 페달을 발 아래 단단히 딛고 지면에 닿는 높이로 타도록 한다.

최근에는 사이클링 도로도 늘어났기 때문에 휴일에는 근교로 나가도 좋을 것이다.

산과 들의 신선한 공기를 마시면서 걷는 하이킹과 지도에 의존해서 목적지를 겨냥해 시간을 겨루는 오리엔텔링도 요통이 있는 사람에게는 좋은 스포츠라고 할 수 있다.

그러나 어느 것이든지 자신의 페이스를 지키는 것이 필요하다. 그 다음날 피로가 남지 않도록 여유있는 스케줄을 세우도록 한다.

완전한
요통 치료법

2003년 8월 25일 재판
2003년 8월 30일 발행

지은이 / 현대건강연구회
펴낸이 / 최　상　일

펴낸곳 / 太 乙 出 版 社
서울특별시 강남구 도곡동 959-19
등록 / 1973년 1월 10일(제4-10호)

©2001, TAE-EUL publishing Co., printed in Korea
잘못된 책은 구입하신 곳에서 교환해 드립니다.

■ 주문 및 연락처

우편번호 100-456
서울특별시 중구 신당6동 52-107 (동아빌딩 내)
전화 / 2237-5577　팩스 / 2233-6166

ISBN 89-493-0185-7　13510